野の花あったか話

野の花あったか話

徳永 進

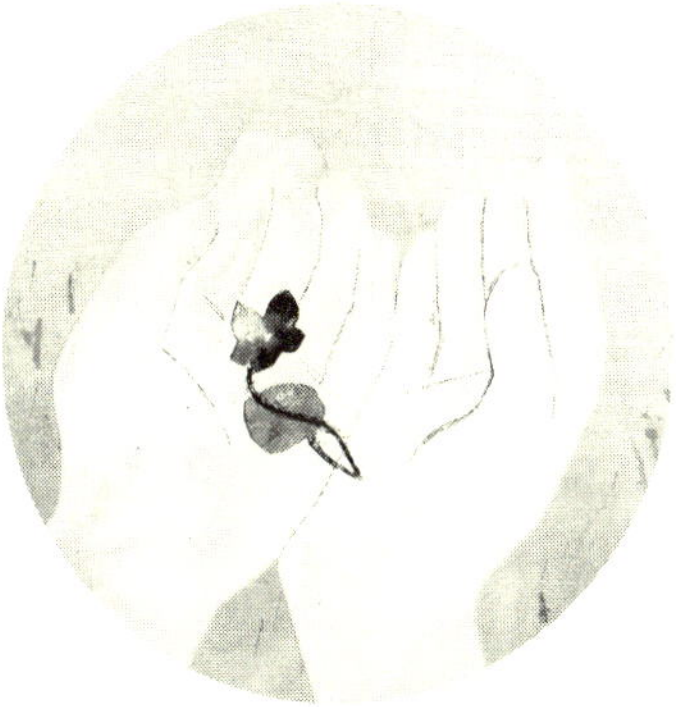

岩波書店

まえがき

どこからかいのちがやってきて、いのちが始まる。雨の日、風の日、晴れ渡る日、雪の日、雷が轟く日、虹がかかる日、いのちは生き続ける。日の出前も日の出後も、午前もお昼も午後も、夕陽が沈むころ、月や星が輝くころ、光一つない真暗の深夜も、いのちは息づく。

乳を吸い、這い、歩き始め、手をつなぎ、ランドセルを背負い、いのちは成長を始める。走り、飛び、登り、投げ、打ち、蹴り、泳ぎ、潜り、いのちは行動を広げる。学び、知り、考え、遊び、旅をし、会い、語り、抱き合う。働き、稼ぎ、買い、食べ、住み、寝て、起きる。風呂にも入る。いのちは日常を生きる。飽きることなく、日常を繰り返す。

いつの日か、転倒する。事故にも巻き込まれる。気が付くと幾重にも齢《よわい》を重ねている。気が付くと歯がボロボロになっている。体重が減って病院に行くと、根治不能の病気で、全身に転移していると知らされる。いのちはびっくりして、嘆き、悲しむ。痛みがでる、熱もでる、咳も、しゃっくりも、冷や汗も血便もでる。息苦しい、寝苦しい、食べられない、飲めない。体の全部がだるい。いのちはくたびれる。

人の一生、人さまざま。その時々を拾ってみると、辛く、悲しく、冷たいことで満ちている。病み、老い、死に直面すると、冷たさがひしひしと身にしみる。臨床で働いていると、そのことにしばしば直面する。でも、にもかかわらず、まさにその時、あったかいものを感じるし、感じてきた。悲しみの真中に、辛さや冷たさの真中に、あったかいものが存在する。そのことを感じてきた。

いのちは、まるで遺伝子の二重らせん構造のように、あったかいものと、冷たいものとの二重らせん構造でできているのではないか、とも思えた。辛く、悲しいことに満ちる、臨床の日々で見つけたあったかいことを掬《すく》い、綴ってみよう、と思った。いのちを見つけるために。

二〇一五年五月

徳永 進

（この本には、朝日新聞中国地方版に「野の花あったか話」として、二〇一二年四月七日から二〇一五年四月一一日の期間に連載した一二〇回分を収めました。）

目次

目次

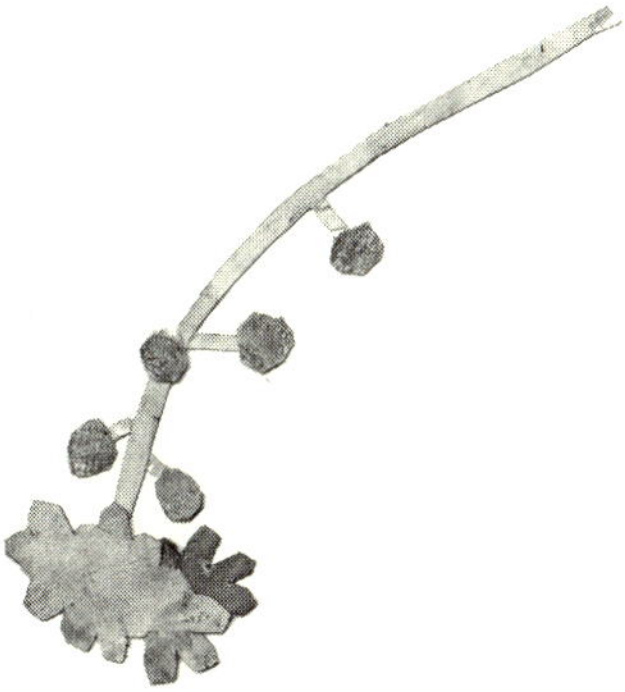

I

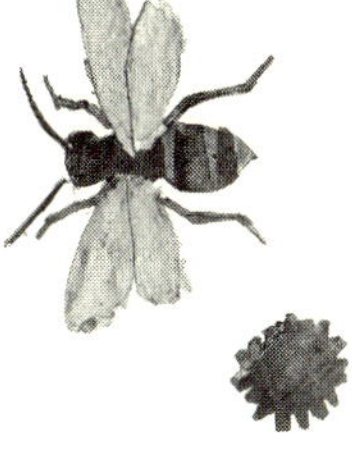

湯たんぽ

今年は大雪だった。ほんとの大雪。野の花診療所の前の道は狭い。雪が降ると道が閉ざされそうになる。診療所が始まって一〇年経つが、今年が一番だった。近所の人たちとスコップ持って、何度も雪かきに出かけた。顔を合わすと、「またですな。かないませんな」と言葉を交わし合った。

雪の日、外来に安田さんの奥さんがやってきた。「先生、眠れません」。ご主人を一ヵ月前に亡くされていた。三年前、おなかの血管の大きな手術を鳥取大学で受け、術後は順調だった。暮れに余病を併発され、それからが早かった。

奥さんは一人暮らし。死別後のうつ状態は誰もが経験する。「食欲あります？　気持ちが沈みますか？」と尋ねた。「いいえ、昼間はいいんです。今年はこの大雪でしょ、助かります」。雪で助かるって何だろう。「大雪で家の前の雪かきにかかりっきり。あけた(除雪した)と思ったらまた降ってくれるでしょ。全部忘れてせっせと雪かき。雪かきしている間、悲しみ、忘れるんです。助かるんです。でも夜がやっぱりいけません。一人だなと思って、寂しくなるんです」。

夜の寂しさをやわらげるもん、何かないかなあ、と考えた。唐突に、今人気の「湯たんぽ」が思い浮かんだ。「使われてますか？」と問うてみた。「いえ、全然、一度も」。「どうですか、一度」「いいですね、それしてみましょうか」と安田さんの奥さん、気持ちが乗ってきた。「私も湯たんぽ派です」

と外来の若い看護師さん。「どこに売ってますか？」「私、駅前のデパートに出店している雑貨屋で」「私も行ってみようかなあ」。

体重計に乗ってもらい、血圧測ったりしていると、外にまた雪が降ってきた。抗うつ剤でもなく、睡眠薬でもない湯たんぽ、効いてくれー、と願った。

おしっこっと鼻水

「おじいちゃん、がんばってー」と小学五年生の春馬が、泣きながら左手を握る。おじいちゃんは六三歳の男性。がんが脳へ転移し、一ヵ月の闘病の後、意識が遠のいてきた。「お父さん、お父さーん」と二九歳の娘、であり春馬のお母さんである小柄な女性が、泣きながら左手を握る。野の花診療所の六号室である。男性は漁村の漁網工場で働いてきた。一〇年前に離婚、娘もわけありで八年前に離婚。父の住む村に帰ってきた。男性が春馬の育ての親だった。

春馬が病室に顔を見せると、痛みや苦しみを訴えていた男性の顔に、笑顔が戻った。土・日は二人がベッドに寝、テレビを見た。食事が運ばれると、春馬が介助をし、お茶も入れていた。男性が熱発《ねっぱつ》し汗を出すと、春馬がタオルで拭いた。春馬が主任介護士。

一ヵ月が経ち、男性は大きな呼吸を始めた。六号室にいたのは娘と春馬。目の前で初めて見る男性の死の前の姿に、二人は動揺した。「おじいちゃん、おじいちゃん」と春馬は顔をゆがめる。娘も髪を振り乱し、鼻水垂らし、ぐちゃぐちゃ顔で泣く。

男性の呼吸が止まりそうになった時、「おしっこっ」と春馬。「早く、トイレッ！」と母。せっかくそばにいたのに、その時に間に合わなかったら、と心配した。「父さーん、がんばれー」と、娘は作業員のように首から下げたタオルで鼻水を拭き拭き叫んだ。春馬がトイレから走って帰ってきた。「おじいちゃーん」。間に合った。手を握った。母が叫んだ。「春馬、手洗った⁉」。春馬、首を横。「きたないよー」。ズボンで拭いた。

「あっ、涙、お父さん、泣いてる」と娘がタオルで父の涙を拭いた。「お母さんっ！」、春馬が叫んだ。「それ、鼻水拭いたタオルじゃないのぉ！」。娘が泣きながら笑った。春馬は笑いながら泣いた。なんだか病室が、あったかだった。

ランドセル

「どうせいけんでしょうやなあ」。色白顔の麻《あさ》さんは天井を見つめる。発見された時、すでに進行がん、今も黒い便が続く。手術も抗がん剤も望めなかった。八八歳。「だったら家で過ごしたい」。往診と訪問看護が始まった。谷の村の農家、玄関の沈丁花《じんちょうげ》が咲き始めていた。甘い香りがほのかに漂う。この日は貧血が進んできたので輸血用の血液を持って往診した。「夕べは眠れませなんだ。天国のお父さんとこに行くと決めてたのに」。ご主人は二五年前に他界。

大阪のホスピス病棟に研修に行った看護師さんが、「人生の満足度は？」と尋ねると会話が広がっていく、と習ってきた。「我が人生、悔いなし、ですか？」と聞いてみた。麻さん一瞬びっくり顔。

つばを飲み、「ええ、悔いありませんな」と答えた。夫と共に農地を耕し、米や野菜を作ってきた、梨も。畳製造もやり、家も建てた。「ええ、悔いありません」。顔に赤みがさした。明るさが戻った。輸血はまだ始まったばかり。

「いぐさはどこから買うんですか?」「自分で植えました。育てて、刈って干して、畳表《たたみおもて》にしたです」と誇らしそうになった。「いやあ、寿命が来たのは分かっとります」と大きな溜息。

「楽しみは?」と聞いてみた、「ひ孫です」と即答。娘夫婦に孫娘夫婦に、六歳と五歳の男の子と女の子の二人のひ孫の七人暮らし。「ひ孫はいやしです」。卑し?「癒しです。保育園や小学校から帰ると「ただいま、おばあちゃん元気になってよお」って言ってくれて」。麻さん、その声聞くと「よし、治ろう、生きよう」と思い直し、希望が湧くのだそうだ。

「女の子が今度小学校に入学。ピカピカのランドセル姿、見たいなあ」。

ポトンポトンと輸血が落ちる。向こうの山でうぐいすの初音が聞こえる。

公民館

人の前で話をする。体育館や講堂や一〇〇〇人くらいのホールで話すのは苦手。距離があり、聞き手の反応が分かり辛い。全てが形式的。公民館はいい。いっぱい入っても一〇〇人。皆が普段着でやってくる。気取りがない。立派な話を聞きに来たぞ、みたいな気負いがない。こちらも普段着。思いつきのほどほどの話でいいか、と気負いない。ポロポロと話し始めると、お客さんもポロポロと反応する。くすっと笑ったり、くすんと泣いたりする。あったかい。

その日の演題は「三つのあかり」。一つは雪あかり。もう一つが花あかり。三つ目が人あかり。人あかりの話は、古道具商の仲間が長屋に住んでいて、一人暮らしのおばあちゃんが倒れ入院し、長屋の皆が交代で看病し、看取ったという話。古道具商にもいろいろ分野があって、高級骨董、並骨董、衣類専門、書字専門、夜逃げ専門、と説明すると、くすっ。

亡くなったあとお通夜に顔出すと、看病した面々が思い出を語り合い、「あの時看護婦さんに世話してもらって助けてもらいました」「先生に痰取ってもらって助けてもらいました」と「助けてもらいました」を連発されて、棺の方を向いて「助かってないじゃん」とぼくが言うと、「ま、それはそれとして」と皆が大笑い、と話した。くすっ、くすっ。

時計が夜の一〇時を打って失礼し、長屋を出たところの小さな橋から振り返ると、ボーッとあかりが見え、これを人あかりと言うんだと思ったと話すと、小さなくすんが漂う。

ふと思いつく、もう一つのあかり、時あかりのこと。死の前に痛み、苦しみから解放され、親しかった友人、家族と懐かしい昔の思い出話をし、歌をうたって、感謝し別れを言う、その時間のことを昔の人は「時あかり」と呼んだということを。公民館だと、思いがけないことまで思い浮かぶ。

貴重品

「在宅希望の方の娘さんから電話です」。診察室に転送され、名前と住所を聞き、「午後伺います」

と切る。午後、訪問看護師と地図を片手に家を探す。あった、ピンポーン。「どうぞ」、電話の娘さん。どこかで会った人？「その節はどうも」。奥の部屋に患者さんは寝ておられた。「母です」。玄関で紹介状を手渡され読んだ。がんは肝臓に広く転移しているとあった。あがって襖《ふすま》をあけ、患者さんを見た。「先生、今度は私です。全てを承知しています。家が好きで。あの時、きよしさん、お世話になりました」。

勤務医だった一七年前、外科医から、四八歳のがんの末期の患者さんの主治医になるように言われた。エンジニアだった。その人の奥さんが電話の娘さんだった。

最後の日の病室で、「してもらうばっかりでなんもしてあげれんでごめんな」と中三の男の子が泣き、「先生、私なんでもしますからお父さん助けて下さい」と高二の女の子が泣き、「き、きよー」と、今は畳にちょこんと座っておられるご主人が声を詰まらせた。「この子たちは立派に育てますから、安らかに眠って」と冷静に目の前の患者さんが言ったことを、一瞬のうちに思い出した。しっかりと患者さんの手を握った。

病状が進み、家で過ごすことが難しくなって診療所に入院してもらった。「センセイ、なるべく、苦しみませんように」とか細い声。ベッドサイドの丸椅子にちょこんと座っているご主人に「何か望まれることとありますか？」と聞くと、「はあ？」と大きな声。耳元で繰り返し尋ねると、「あっ、あのう、これはわしの貴重品ですから、一日でも長う生きとってもらいたいです」。患者さんは目を閉じている。

貴重品という言葉がズシンときた。

背中

講演会に呼ばれることがある。一人のこともあるし、複数で呼ばれることもある。先日は母校の京都の大学の時計台ホールでの、市民公開講座に呼ばれた。

桜が散り始めた、穏やかな弥生の晴れの日。最後の講演は一〇〇歳の日野原重明さんで、ここまでどう生きてきたかを話され、「また五年後、私はここに来ます。五年後までもつかどうか、皆さんが」と聴衆を笑わせた。

その前に話された宗教学者の山折哲雄さんの話もよかった。三〇年前、吐下血で入院した病院の院長が回診の時、「痛みをとめる」、「その人の誇りをほめる」、「なすすべない時、さする」の「とめる・ほめる・さする」の三つが医者の仕事と、低い声で言ったそうだ。病室を出ていくその医者の背中がとてもあったかく見えた、と話された。

さらに別の時、ホテルで待ち合わせることになっていたのに三〇分遅れて到着すると、先方は玄関先で待っていて、詫びる山折さんに「いいえ、出迎え三歩、見送り七歩ですから」と。話が終わってホテルを出る時、先方は自分の背を見ているかと思うと冷や汗が出、自分の背中はどんな表情をしているのか気になり、角を曲ってヤレヤレと思ったと笑われた。

ぼくらはどうか。病室へ入る時、顔や体の前面は患者さんや家族に向き合い、時に明るく、時に真剣に、また時に悲しみを覚えて対しているとしても、病室を出る時、次の病室へと急ぐあまり、落ち着きを失い、あったかさのかけらさえも残っていないのではないか、と反省した。写真家の土門拳が「喜びは顔に、悲哀は背中に出る」と書いていたことも思い出した。

日野原さんの背中も、静かに語り終え演壇を降りた作務衣《さむえ》姿の山折さんの背中も、なんか、あったかだったな。

「すっ、きぃー、」

会ったこともない男性のケアマネージャーから電話がかかった。「脳性麻痺の七三歳の女性です。胃瘻《いろう》(腹壁から胃に直接チューブを通し液状の栄養を入れる)をしないのなら退院してくれって言われ困っています」。これは現代社会が抱える大切な一局面だ、と直感する。「ご本人はしたくない、県外の身元引受人の方も本人の意見を尊重する、と」。ぼくは答える。「もう一度二人の気持ちを確認して下さい。あなた自身の気持ちも。胃瘻しないと決まったら、どうぞ転院を」。

三日後に市村良子さんは転院してきた。小柄で、体はやせ、脱水し、手足は拘縮《こうしゅく》。生まれてすぐから大変な日々を過ごしてこられた、と思う。なのに「こ、ん、に、ち、は」と発声された。病室が急に明るくなった。点滴ラインを確保した。ほどよい量の水分とカロリーを補充する。

付き添ってきたケアマネと話す。二年前から老人施設に入所していて、そこでは職員にも慕われていたそうだ。嚥下《えんげ》障害から肺炎になり胃瘻をすすめられ、途方にくれて、フト思いついて電話をかけたのだそうだ。

家庭の事情は複雑だった。でも、血のつながりのない職員が良子さんのことをわが事のように考え、死についても自分の考えを語るのを聞いて、あったかいと思った。看護師たちは、何よりもまずお風呂に、と言い実践。いい顔だった。うどんの汁を少し口に運んだ。むせた。間を置き、「う、ま、い」だった。「好きな季節は？」と看護師。ゆっくり、「は、る」。「春咲く花は？」「さ、く、ら」。皆が良子さんのお世話をしたがった、話したがった。

「夜、お空にあるのは？」「ほ、し、つ、き」。ぼくも聞きたくなって「星や月、嫌いですか？」と聞いてみた。「すっ、きぃー、すっ、きぃー」。今までに聞いたことのない「好き」だった。

お米

ハンセン病の療養所、瀬戸内海の長島愛生園《あいせいえん》で七五歳で亡くなった加賀田《かがた》一《はじめ》さんのお別れ会が、故郷の鳥取市用瀬町《もちがせちょう》であった。ほとんどの入所者の人たちは、葬式やお別れ会を故郷ですることはない。療養所で療友による葬儀をし、骨を手拳《こぶし》大の骨壺に入れ、園にある納骨堂に安置し、静かに眠る。故郷でのお別れ会は、この国では画期的なことだった。

加賀田さんは患者自治会の代表として、差別撤廃運動に人生をかけた。本土と長島を結ぶ長島大橋架橋運動に尽力し、無癩《らい》県運動を率先して進めた鳥取県の反省を記した「いつの日にか帰らん」碑を、鳥取県民文化会館前に建立する時の立役者でもあった。

ぼくは医学生の時に加賀田さんに出会う。ハンセン病患者に鳥取出身の人たちが多勢いることを初めて知る。皆が悲しい体験をしてきたことを教えられる。聞き書きをし、記録を残すべきと言うぼくに、加賀田さんは話をしてくれそうな人たちを探してくれた。『隔離』(ゆみる出版)はそうして一冊の本になった。

加賀田さんのことでじんときたことがある。後妻に来たお母さんのこと。昭和一一年、入所の知らせを息子から突然受け、お母さんは驚き慌て、とにかく白米を持って未知の島、長島に向かう。何度も警察官に呼び止められ、米を没収される。島に着くが、包帯で顔をぐるんぐるん巻きにしている息子が誰か分からない。やっと分かり泣き叫ぶ。「絶対に生き抜いてくれ」「真心があれば必ず通じる」「社会に役立つ人になって」と言い、腹巻きに隠していた白い米を渡す。「これで元気になってくれ」。加賀田さんのその後の人生を支えたお母さんの言葉が重い。

故郷を奪われた人の故郷でのお別れ会、忘れず記憶に留めておきたい。

イチロー

高見さんは四八歳の男性。がんを発病して二年。いろんな治療を受けてきた。まだ挑戦したい気はあるが、ここまでがんばったご褒美にと、家族でイチローに会いに行く計画を立てた。東京ドームでの大リーグ開幕試合、マリナーズのイチローが三番で出場する。チケットは購入済み。「二一年前、ぼく、イチローのデビュー試合、神戸で見たんです。ずっとファン、もう一度見たい」。

症状は進行した。胸水と腹水が溜った。貧血も進んだ。両下肢がむくみ、歩行が難しく立つのがやっとだった。イチローは断念することになった。「残念です」と奥さん。代わりに開幕試合、家の大型薄型テレビで観戦。イチロー、ヒット三本。「やったあ、奴はやるう〜」、九歳違いの弟と思ってるのか、高見さん嬉しそうだった。

病状はさらに進み、家では難しくなって診療所に入院した。診療所のいい点の一つは、かなり症状が進んでいても、お風呂に入ってもらえることだ。「もう死にたい」と言っていた人も、「キモチイイ」と言ったりする。深い悩みを抱え苦渋の顔をしていた人が、笑顔に一変するのが不思議なところだ。でも高見さん、病状がどんどん進行し、入浴のチャンスを捉えられなかった。三歳の息子さんや奥さんが添い寝したり、背をさすったりして、最期を迎えた。

「お風呂に」と受け持ちナース。皆で、亡くなった高見さんをお風呂に入れた。奥さんにも体を洗ってもらって「キモチイイ」は皆の幻聴の中で。エンゼルケア(死化粧)をし服を着ると、高見さん、働き盛りのビジネスマンに戻った。葬儀社の車が迎えに来た。多くの職員が見送りに集まった。「センセイにありがとうって握手して」と奥さん。三歳の子の小さな手を握った。「がんばってね」。イチロー、見てくれてないかなあ。

友だち

新緑の風流れる日曜の昼過ぎ、診療所近くの路地を車椅子に乗せてもらってる野田さんとすれ違った。自動車のブレーキ踏んで、「どこへ行くの?」「この方は誰?」。「スーパー」「友だち」と野田さん。野田さんは、がんが脳にも転移していて「だったらうち、鳥取でゆっくり過ごしたいわ」と大阪から野の花診療所にやってきた人。三週間が経つ、七四歳の元ナース。「私は今朝大阪から。夕方のバスで帰ります」と友だちはいい顔で、あったかな日射しの中、車椅子を押していた。

病棟を回診していると。野田・友だち組がラウンジに戻っていた。友だちがお茶を運んでいた。「スーパーに歯ブラシとパンツとおやつ買いに行ってました」、野田さん嬉しそう。「この人ね、近所の人なんよ」と紹介された。

大阪の市営住宅に四〇年間いっしょに住んできたそうだ。「まあ、長屋の仲間やね」と友だち。子育ても同じころで、弁当も作りやっこ(あいこ)し、都合つかん時、ＰＴＡにも交代で出あっこ(出あいこ)した。野田さん離婚歴あり。友だち、なし。家庭の事情は二人の中でツーカー。互いに子育て卒業し、まるで姉妹のよう。「センセイの本にありました、〈家族は親しい他人〉、あれです」。野田さんの性格を友だちに尋ねた。「頑固一徹」。こちらの人は? と尋ねると、「やさしいよ。うちをいつも庇護してくれはる」。「うそよ、単なるでしゃばりおばさんよお」。

わははわははと二人は笑う。「で、死後は?」と友だち。ドッキン。「決めてます。全て鳥取で済ませ、散骨にして欲しい」「分かりました。子どもさんたちの意見も聞いてそうします」と友だち。

野田さんは買ってきたカリントウ食べながら、死後のことを雑談のように友だちと話し合う。初夏のあったかなラウンジの夕暮れ。

スープ

「もういい」と入院中の患者さんが言う。九〇歳の女性。がんがあるわけではない。脳卒中の既往があるわけではない。年老いてもう歩けなくなった。「先生、私ね、死ぬのは恐くないの。主人も見送ってるし、大丈夫。だから点滴、もういい」。

思い出した、往診していたころのこと。その女性のお庭に生き生きしたハランが群生していた。まるでハランの小さな森みたい。玄関に新聞紙と鋏《はさみ》が置いてあった。「取って帰ってね」と女性。大きなハランの葉二枚切り、新聞紙に包んだ。きれいな葉。そのころ、彼女はまだ元気だった。

「もういい、大きな点滴は」。一本五〇〇mlの点滴を二五〇mlに変えた。「その点滴ももういい」。食事は食べられない、胃瘻は拒否。最後の砦《とりで》の点滴二〇〇mlも拒否。何もしないのは医療者として忍びない。一番小さな一〇〇mlの点滴にした。体は日に日に衰弱する。声もか細くなる。その声で「もういい、小さな点滴も」。確認する。頷《うなず》きながら同じ言葉。点滴を抜く。厨房にミソスープを頼む。三さじ吸って、「もういい」。

近所に住む娘さんが手作りのあったかいコンソメスープを持ってきた。「オイシイ」と三口のんだ。次の日はひと口。「もういい」。次の日、カボチャスープ、ひと口。「もういい」。次の日のあったかいポタージュスープ、ひと口も飲まず。

体は衰弱を続けていく。娘さんは、飲まなくなっても、お母さんに毎日新しいあったかなスープを運んだ。「コーンスープ」、「トマトスープ」、「かぶらスープ」。ひと口も飲まれてないスープを家に持って帰り次の日、新しいスープを、娘さん運んだ。

死はやってきた。強い苦しみはなかった。自然の訪れがやってきて、静かにその女性を包んだ。

素ラーメン

病気が進行すると誰もが食欲なくなる。やせる。でも、思い出したかのように「△△が食べたい」と呟《つぶや》いたりする。実際に△△を前にすると、少ししか食べられない。きっと口や舌が食べるのじゃなく、脳の記憶が食べるのだろう。

「武蔵屋の素ラーメンが食べたい」と七号室で胃がんの再発の男性が呟いた。武蔵屋はぼくが中、高校生の時、よく通った店。放課後の新聞部の部室にも、おかもちに入れて出前してもらった。汁を吸った腰のないヌードル風ラーメンが空腹を満たした。「買ってこねばなるまい！」と義侠心が湧いてきた。昼前、診療所の厨房に下りて、フタ付お椀二個を車に乗せて、白衣のまま武蔵屋へひとっ走り。

「いらっしゃい」「素ラーメン一丁、半分ずつこの椀に入れて」。変な客、と思われようと、こちとら五〇年前からの客だあ。あのころ、「うちのはだしが違うんだ。ニワトリのガラで出すんだ」と自慢顔だった親父《おやじ》さんのことを思い出した。数年前、他界。「いいですよ」と跡取りの娘さん、椀をきれいに拭き直してくれる。

麺を半分ずつ、それにモヤシに刻みネギを乗せ、湯気立つガラだしの汁を注ぐ。価格はあのころの約一〇倍の四五〇円。いくら出すべきかと悩む。九〇〇円か。「四五〇円です」と娘さん。えーいとポケットの五〇〇円玉ポン、「釣りはいらねえ」と二椀入ったおかもち持って外に出た。アルバイトの女の子が追っかけてきて、「これ」と五〇円玉。カッコワルー。

急げ、七号室。患者さんは奥さんといっしょにお昼のテレビニュースを見ていた。「やあ、これはー」。湯気がオーバーテーブルの上に立つ。「久しぶりだ、素ラーメン」「私も」「昔、よく食べたなあ」「おいしいー」「うん、うまい、懐かしいなあ」。

そらまめ

そらまめが届いた。二年前、がんで家で亡くなった患者さんの奥さんが、軽トラックで届けてくれた。ご主人は教師、奥さんは自分で耕耘機《こううんき》を使って畑を耕し、畝《うね》を作る農婦。苗を植え、育て、収穫した。

そらまめは、なんか好き。空豆、蚕豆と書くその字が好き。外の皮は深緑色、皮をむくと薄緑色の実がちょこんと並ぶ。その色も好き。三つ、四つ並ぶ姿が可愛い。皮ごと焼くもよし、拇指《おやゆび》形の実をゆで、薄皮をむき食べるもよし。舌の上に、天然の黄緑のあんがやわらかに乗る。

空豆はトマトやキュウリや玉ネギと違って年中店頭に並ぶことがない。一ヵ月以内に、畑からも市場やスーパーからも、あっという間に姿を消す。その消え方がいい。

空豆はおいしいが、この奥さんの作と思うと余計においしく思える。あのころ、ご主人は咽頭がんの手術後で声は出ず、目と首で返答していた。「いっしょに家で過ごしたい?」。ご主人、頷く。奥さんも切望。総合病院から紹介となった。家で過ごせるのは至福の喜び。ただ、奥さんに覚えて欲しい介護技術がある。痰を取るのもその一つ。吸引器で口やのどの痰を取らねばならない。できるだろうか、と心配するぼくらに奥さんひと言。「耕運機に比べたら吸引器は軽い、大丈夫」と胸を叩かれた。

台所の音、孫の声、窓から入る風に包まれる日々を過ごされた。看取ったあと、「主人が亡くなった瞬間、主人の命がスーと、私の中に入ってきました」。

四季折々の野菜を作りながら、日焼けし、よくやり遂げられた。嫁、姑関係、二人三脚の闘病生活などを経て、自分を支えた四つの言葉を心に並べたそうだ。「忍耐」「努力」「意地」「あきらめ」。空豆の深緑の皮に四つの言葉がちょこんと並んでいるよう。いい言葉たち。特に最後のがいいと思う。

スヌーピー

夏草が繁るころ、七五歳の女性が外来に見えた。「近所に一人で越してきました。主人は横浜です。咽頭がんで手術はできず、庭の草を抜くのが慰めです」。

がんであっても、ごく当たり前の日常を過ごしている人をぼくは尊敬する。「すごいですね、立派ですよ」「ひゃあ、庭の草取りでほめられたの、初めてー」と、剽軽《ひょうきん》な笑い顔にまた尊敬の念が湧いた。

鳥取の夏は健康な人でも乗り越えるのが大変。冬、あれだけ雪が降ったんだから、夏くらい少しはおとなしくしてくれよ、と思うのに暑さといったら容赦ない。その近所の女性もやつれた顔でやってきた。体重が三キロ減っている。がんを抱え、熱中症を生じていた。点滴を何日か続けなんとか脱出。以来草取り中止、通院中止で定期往診と訪問看護となった。

「息子は岡山と福岡、だから私一人暮らし。女だから大丈夫」。一人暮らし、男はダメだけど女だったらほんとに大丈夫なんだろうか。ほんとに寂しくないんだろうか。

彼女の楽しみは読書。居間のちゃぶ台に、犬のスヌーピー主役の漫画本『ピーナッツ』があった。「これ大好きなの」。その一部を紹介してくれた。ルーシーという名の女の子がスヌーピーに「あなたは人生を無駄に過ごしていると思うわ」と言うとそれにスヌーピーが答える。「その通り、でも犬であるってことはフルタイムの仕事でね」。

犬を人間に置き換えてもいい。がんを抱え二四時間を生きるのは、それだけで偉大な仕事なんだ。スヌーピーも彼女も共に立派だ、と思う。

秋が来て、女性は寂しそうに見えた。スヌーピーのことを思い出した。さっそくスヌーピーのぬいぐるみをネットで探した。プレゼントすると女性は大喜びで笑ってくれ、いっしょに寝てくれた。あれから二年目の夏が来る。

ひるね

木曜日の午後は往診。がんが進んでも家で過ごしたい、という人たちを支えたいと、車で駆け回る。西の白兎《はくと》海岸に行ったかと思えば、東の網代《あじろ》辺りにも行く。南は明治谷や智頭谷《ちずだに》を走ることもある。ほんとにこれが東奔西走だわ、と思う。南奔北走も追加したいくらい。患者さんは首を長くして待っておられる。急がねば、と思うが、目の前の患者さんの痛みや便通、心の惑いなどを聞いていると、ここは腹をすえゆっくりしたい、と思う。毎日がこんな二律背反の繰り返し。

昼の三時半、南に位置する六三歳の男性宅に辿り着いた。なんか静か。ピンポーンも押さず、そうっと入る。そうっと上がる。患者さんはスースーと静かな寝息をたてている。隣のベッドで奥さんもひるね中。きっと昨夜何かあり、二人とも眠れなかったんだろう。昼夜逆転か。ここは起こさず、そうっと撤退、と思った時、「あー、先生」と奥さんが起きてきた。「昨夜、一時間ごとの頻尿で」。おなかの水は数日前に抜いたので腹痛はおさまってきたのに、残念。

スースーは、がんが進んだ人と思えないくらい穏やかに、ゆっくりと昼下がりの居間に響く。ヒソヒソ声で話していると、「あっ、寝てましたか」と患者さんも起きてきた。起こしたことを詫びると、「いやいや、報告したいことが。あれ、決まりました」と患者さん。あれとはお墓と仏壇のこと。「これですっとしました—」といい顔。「奥さんへのお別れの言葉も決まりましたか?」と問うと、機転のきく人で、「そいつは—」とひと呼吸して「じゃあね、かな」と苦笑い。「チャオ、にしようかイタリア語で」と笑顔。「地元の言葉で」と言うと、「いけらあせんちゃ、うらこげなことで(情けな、自分、こんなことになって)、かな」と大笑い。往診でどっちが癒されているのか。今日も主客逆転だ。

見る

会うと見るとは違う。人が人に会う、とは言うが、人が人を見る、と言うと意味が違う。海や山、月や星を見る、とは言うが、会うとは普通は言わない。人が人を見る、について語った二人の人のことを思い出して書きたくなった。

五七歳の上野友《とも》さんが亡くなった時のこと。知的な障害を抱えていたが、お母さんが常に寄り添い育てた。毎日市内の里山の山道を歩いた。雪の日も。一日に二〇キロを歩く日もあった。健康はそのことで保たれた。障害と共にこの年まで生きられたのは、二人三脚のたまもの。五七歳の春、病気は進行し、肺炎を併発してお別れの日が来た。随分前から、二人は鳥取大学医学部に献体の登録をしていた。米子《よなご》から迎えがきた。ラウンジでお別れ会をして、納棺してフタをしめた時、九七歳になるお母さんが棺に駆け寄った。「フタあけて、もう一度見たい。友くん、見てみたい」と言った。「友くん、友くん」。彼女は、ずうっといっしょに時を過ごした友さんを、別れの前に見た。

もう一人の「見る」は、当直の看護師が朝の申し送りの中で語った七八歳のがんの患者さん。山間部で暮らしてきた人、飾らぬ人柄、飾らぬ家族。病室で交わされる言葉がいつも淀まず、明るかった。誕生日は屋上での焼肉パーティーをスタッフと家族さんが企画した。誕生日ケーキに鼻水混じりの涙が落ちた。衰弱はその後進行。トイレに下りられなくなり、食べると誤嚥《ごえん》。息切れも強くなり、モルヒネ剤が皮下から投与され、少しボーとなり始めた。早朝、当直の看護師が訪室すると、泊ってくれた奥さんがご主人に「あんたあ、分かるか、どこ見とるだあ、分かるだかあ」と語りかけていた、と。患者さんはもうろうとしながら答えた、と。「うん、お前見とるだがなあ、お前を見とりたいだ」。翌日、他界された。

青梅

娘さんが診察室に立つ。七八歳の母のことで、と。婦人科の病気で少量の不正出血がある。首ににぎりこぶし大の腫瘤《しゅりゅう》がある、と。医者嫌いで、やっと連れていった総合病院で、手術も化学療法も難しい、と診断が下された。「もうどこにも行かん」と母。娘さんは三人の同胞の一人。自分も兄も妹も県外で、母は一人暮らし、と。

よくある形。ほんとに多くの子供たちが、故郷を離れるようになった。日本で唯一、新幹線が走る気配のない山陰地方に見切りをつけたのだろうか。冬の大雪、夏の猛暑のせいか。大山《だいせん》もあり、山陰海岸あり、砂丘あり、自然に恵まれ、穏やかな人柄満ちる地域だというのに。「母のこと心配です。ここ訪問看護と訪問介護あるって聞きました。あす母を連れてきますので、頼めませんか？」。

翌日、娘さんはお母さんを連れてきた。腫瘤で首は曲りにくそうだった。顔色は少し白い。「先生、私、家で暮らします。痛みもましだし。来て下さるってほんと？　嬉しい。でも白衣はいけません。近所の人にバレます」と嗄《しわが》れ声《ごえ》で言われた。

人は予想以上の力を秘めている。この女性も、と思った。在宅への往診とケアと介護が始まった。

整った佇まいだった。

六月下旬の蒸し暑い日、「今日は四時以降の往診願います」と女性から電話。順番を変えて回っているとちょう丁度良い時間。女性は明るい顔だった。「誰も住んでいない田舎の家の庭に、梅の木が三本あるんです。雑草が腰まで。この季節、どうしても収穫したくて、取ってきました」。

ビニール袋三つにもぎたての、不揃いのうぶ毛のある青梅が、ぎっしりと並んでいた。「梅酒じゃないの、梅ジュースを作るんです」と嬉しそうな顔。飲んでみたい、と思わず思った。

「ははは」

往診の日、玄関のサッシ戸を引いて、ピンポーンと押す。「はーい、どうぞ」と奥で久《ひさ》さんの声。普通の家は、ピンポーンを押して玄関の戸をあける。ピンポーンが家の中にあるのは珍しい。でも、病気も、家族像も、家屋も、ピンポーンの位置もさまざま、そんなもんだよな、とこのごろは思う。

よいしょっと気合を入れて、上がり框《かまち》を踏み上がる。畳敷き。元呉服屋さん。反物《たんもの》の棚も残っている。一段上がって次の障子戸を引くと久さんが「ははは」と、枕を抱えて笑って迎えてくれる。バリアフリーという言葉をあざ笑ってか。違ってた。「寝てましたわ、ははは」。久さんは九八歳で一人暮らし。なので、昼間は付き添いさんに来てもらっている。「ははは、この人も昼寝」。

「どうですか、具合は?」と聞くと、「ははは」と笑って「変わりませんな、ははは」。血圧を測る。「九八と六〇」と知らせると、「ははは、低いですな」。「痔出血はどうですか?」と聞くと、「ははは」

で答えにならない。付き添いさんが「出てます、真赤な血が水洗トイレに」と教えてくれる。「ははは、持病です」と久さん。ほんとは痔ではなく、肛門脱。

中庭にはいつも季節の花が咲く。杜若《かきつばた》の紫がきれいだった。庭の草取りもするの、と付き添いさんが教えてくれた。「ははは、ここが腫れて」と久さん左肘を出した。赤くなって熱を持っている。脚が立ちにくく、両肘で移動し、ことあるたびに肘をつく、と。消毒すると「ははは」、注射針を刺すと「ははは、あいた」。黄色の液が二〇CC抜けると「ははは、ようけ溜って」。抜いたあとにガーゼを当てると「ははは、大袈裟」と笑った。

視力も落ちたし耳も遠いし歯も減った。でもどこかに命の気迫が漂う。「ははは、生き過ぎです」。ご主人は結婚して二ヵ月で徴兵。サイパンで戦死。「ははは」の奥底に、涸《か》れた涙の泉があるのだろう。

父のあったかさ

誰もがいろんな面を持っている。一面しかないように見える人も、少し深みに行けば、きっと別の面を持っている。

父が亡くなって一五年が経つ。父もいろんな面を持つ人だったと思う。戦後、八頭《やず》女子師範学校の校庭に生徒たちとサツマイモを植えながら、国の復興に力を注いだ青年教師の面。時が経ち、大学の学部長選挙で当選すべく、あの手この手と手を打つ狡猾家の面。いつの間にかアルコールが欠かせなくなり、アルコールに伴う症状を教科書みたいに次々に見せた依存者の面、など。老いてひとりタバコの煙をくゆらせながら衰弱を進め、死の前の日に「今日は死なんけどな、誰かそばにいてくれ」と言い残した。死が来たのは翌日の午前二時。「そば」という言葉が深く残った。

父のことで忘れられない光景がいくつかある。一つはぼくが六、七歳のころ。八頭郡の郡家《こおげ》駅で父を待っている時だった。あのころ駅は子供たちの遊び場。煙や蒸気を出しながら、ギシギシと線路を鳴らし列車が入ってくる。それを見るだけで楽しかった。夕方の鳥取からの列車が郡家駅に着くと、ぞろぞろと人が降りてきた。その中に父がいた。おみやげがあった。

鮎釣りのころ、父は列車から降りて家に帰ると、自転車にぼくを乗せた。二つ目の思い出はその時のこと。父は毛針で鮎を釣り始めた。ぼくもマネごとをした。鮎は釣れず、蜂に指を刺された。父にそう告げると、父は竿《さお》を落き捨て、「すすむ、蜂にはアンモニアだ」と言って、ズボンのチャックを下ろし、おしっこをぼくの指にかけた。「すすむ、ねぶっとけ(なめとけ)」。

五七年前の川原の、小便のあったかさを、鮎釣りのころになると思い出す。

「大丈夫」

二〇一一年度キネマ旬報ベスト・テンの文化映画ベスト・テンで第一位に選ばれた、伊勢真一監督の映画「大丈夫。――小児科医・細谷亮太のコトバ」を見た。小児科医細谷亮太さんの活動を一二年にわたって追っかけた映画。治る子にも治らない子にも「大丈夫」と励ます医師の姿や、がんを抱えた子供たちの純粋な言葉が心に残った。言葉を残し子らは逝去。

同時に、細谷医師の真剣な表情が光っていた。四国巡礼の姿、その歩き方、お寺での手の合わせ方、どれも本物。映画の中に彼自身の俳句が挿入され続けていく。俳句映画は珍しい。「荒星《あらぼし》や誰ともあはぬ道をゆく」など。仕事柄、心に残った句は、「颱風の中モルヒネの効いてゆく」だった。上映後、監督と細谷さんとのフリートークでそのことを話すと、その句にうたわれた亡くなっていく子の姉が、狭い台所で急に米を研ぎだし、亡くなったあと細谷さんたちに朝の食事を泣きながら出してくれた、と。死の悲しみを抱えながら、私たちは生きていかねばならない。

映画会の一週間後、名古屋で「第二回いのちフォーラム」を開いた。ゲストは柳田邦男さん。ホストは細谷さんとぼく。いい会だった。柳田さんは日本を代表するノンフィクション作家。「被害者の立場で全てを考えていくことを近代科学は置き去りにしてきた」と、福島原発を始めとする近年の日本の一連の事故を批判した。柳田さんがホストたちに下さった『新・がん50人の勇気』(文春文庫)の中に、文化人類学の米山俊道さんのことが書いてあった。奥さんに「苦しくない?」と聞かれても米山さんは「大丈夫」、「痛まない?」「大丈夫」、最期の時も「大丈夫」、と口グセのように言って亡くなった、とあった。

「大丈夫」は不思議な言葉。別の言い方をすると、「心配しなくていいよ、ノウプロブレム(問題ない)だよ」ということだろう。その言葉を、生にも死にも使う文化に、敬意を覚える。

素氷

猛暑だ。気温はどこまで上がる気か。肩のまわりも熱くなる。この暑さ、いつまで続くのだろう。昔は盆くらいがピークで、あとは下り坂、彼岸のころには涼しさも覚え、「暑さ寒さも彼岸まで」、さすが昔の人はよく言ったもの、と感心したのに。地球は大きく変わったんだろうか。

「あったか話」を越え、「あつすぎ話」だ。

子供のころを思い出す。あのころはクーラーなどなく、扇風機のある家も少なかった。あるのはうちわ。日中の暑さでぐたっとすることが多かった。やっぱり猛暑だったんかなあ。唯一の救いは、父がビールを買ってきてくれ、という時だった。近くの酒屋に走り、そこには氷を入れた大きな冷蔵庫があり、ビール一本とサイダー二本を買った。父、ビール。母と四人の子、サイダー。冷えたサイダーがのどを下る。ピチピチとはじける痛みの快感が夏バテを防いだ。

診療所に入院されている患者さんたちの食欲も、夏は落ちる。ソーメンや、冷菜、冷シャブ、夏野菜のカレーに冷たいスープなどと、厨房さんは工夫する。にもかかわらず、病状が進むと誰もが食欲を失う。スイカにモモ、メロンにブドウ、と果物が救世主となる。進行していくと、それさえものどを越さなくなる。

次の救世主はかき氷。診療所にはいい電気かき氷機がある。最近はいろんな施設に広がっている。宇治、イチゴ、レモン、ミルク。それに小豆《あずき》を入れて金時にする人もある。のど越しがいい。「おいしい」「うまいわ」。体内に入った氷が体を冷やす。内から涼しい風が吹く。「つめた話」。体力はさらに落ちる。多くの人が、何もかけないただのかき氷がいい、と言う。素氷。スプーンにほんの少しすくう。それをやっとのことで口に吸う。ごっくり。「オイシイ」。「モウ、ヒトクチ」。「オイシイー」。

パン半分

病室を回診すると、すごいなあと思う話に出会う。八七歳のイサオさんは、戦後長年、奥さんと乳牛一〇〇頭の牛舎を守ってきた。昼も夜も盆も正月もなかった。良性の難病疾患が進んで、今年の春から寝たきり。胸水も溜って入院中。「シベリアでの五年間の捕虜時代、よかったですな」。すごい話とはこのことだ。よかった？　そこから話が始まる。

「自分の意志が生まれました。何くそ思って。人間、考えるもんです。負けるもんか思って」。捕虜は自分を殺し、抑え込んで生きるもの、と思っていた。「違うですな。自分とは何か、って気付くです。飢えや寒さ、暴力、いろんなものが目の前にある。どれも本物。朝起きたら、隣の人死んどるのもほんと。凍土で掘れない、土に埋めれん。火葬の木材はない。ぽいっと森に捨てる」。

イサオさん、目を輝かせ思い出す。毎日毎日、考え抜かないといけない雑多なことに直面するのだそうだ。自分しか答えを出す人はいない。問いが五年続く、答えも。休日なし。

「その切実感が面白かった。決めていく自分という人間、面白かった」。付け加えた。「今の平和な時代、皆本気で考えん。切実感が感じられんなあ」。また語り続けた。「いろんな上司、捕虜がいた。自分のことだけ考える人、他人のことを思う人。人間っていろいろ、一人一人違う、そのことが腑に落ちた」。

ベッドの下の床に座って看病していた奥さんが加わった。「あんた、パン半分、分けたげたが。先生、その人からは毎年みかんが届くんです」。「どこの人?」「静岡」。イサオさんは言った。「それ、自分を抑え他人を思う心。パン半分っこするって、心に自然に湧く。そのことも捕虜で知った。人間ってすごいですなあ」。そんなことを思い出し出し、呟き呟き、語り語る。

イカ売り、ブドウ売り

お盆の夏祭り。舞台は二階建ての診療所の屋上。西側に千代川流れ、北の日本海に流れ込む。「白イカの鉄板焼きー、玉ネギに青トウ(ガラシ)にカボチャの鉄板焼きー、いかがですかー」。「冷やしおでんにカレーに生ビール、かき氷いかがですかー」。夕方の七時、空は青が残り、風さわやか。夜店というより夕店。売り子は看護師さん、その子供、外来に通うあんちゃん、ボランティアの姉さんたち。

「はい、あつあつ」と紙皿に乗せる。野菜は往診先の農家の人たちにおねだりの品。白イカは実行委員のナースに「先生、三〇ぱい(匹)用意して」と調達命令がおり、私が漁村へ車を走らせゲットした。「船の油代でええ」とおやじさん、朝どれの白イカを破格の値で譲ってくれた。一年前の夏、彼の奥さんががんを抱えながら、「わし、家で死ねます」と最後まで生き抜いた。浜のおなごの強さが光った。盆に急騰する白イカ、よくぞ手に入れたと、看護師さんから滅多にないおホメの言葉をいただいた。

去年までこの鉄板で焼きそばを焼いてくれたクリーニング屋の岩谷さん、他界され、奥さんが遺影と共に「いかがですかー」と笑顔で立っていた。日が暮れた。裸電球が灯り、夕店は夜店に。ドーン、ババババッー。打ち上げ花火が千代川の上で始まった。次々とベッドで、車椅子で、患者さんが運ばれてきた。四〇代の人も八〇の人も。孫たちや同胞たちも加わって、屋上は七〇人くらいの人。ヒュ－ン、ドドド、パッ、パッ、パッ。空が明るくなる。

看護師さんが、実家の祖父母のブドウ園から黄緑、紫の大粒ブドウを朝収穫してきていた。ぼくは花火を見てる人に、「いかがーとれとれブドウ」と二個ずつ配って回った。ドーン、パパパ、ドーン。「きれい」「おいしい」「風がいい」「何年ぶりかなあ」「よかったー」。

夏の半月

言葉は大切で不思議。ある状況でふいっと生まれたり、そのまま内に沈んだり。生まれるか沈むか、誰も知らない。

「よろしくお願いします」と明るい声で四六歳の胃がんの女性が入院された。病名も病状もご存知。ご主人と義母は少し深刻な顔。腹水が溜っている。なぜ明るいのだろう。「父も母もがんでした。手術して助かって、だから助かる、と思って」。

絵本を読んでもらうことにした。「重い、この手じゃ持てない」。やせていた。じゃあ読むね、と火、金の午後、主治医の僕が絵本を読んだ。谷川俊太郎さんの『あな』には「あはは、面白いこれ」。ジョン・バーニンガムの、女の子が大好きな毛布をなくし、家中の皆が探し、出てこず、その子が自分の枕の下で見つけ、抱いて寝てるという『もうふ』には、「好き、その子可愛い」だった。ご主人がバラの入浴剤を買ってきて、看護師さんが入れた。クレオパトラになって、「キモチイイ」。

衰弱は進んだ。言葉は少なくなった。カンファランスルームで話し合う。「ホスピスでもいろんな治療があった」「いたれり尽くせりの看護です」「覚悟はしとります」「でも、もう少し生きて欲しいなあ」。ご主人の顔を涙がつたう。涙が、深刻だった顔をやわらかにした。彼女は一人一人の家族に言葉を残し、一つ一つの封筒に入れた。その言葉を誰も知らない。

死は夏の夜半に訪れた。静かな顔。頬と唇にご主人、キッス。「ありがと」。

死化粧できれいな顔に戻って、ご主人が抱きかかえ、大きなワゴン車に移った。真夜中の見送り。背の高いご主人が無言で深々と一礼。「死に真向かう力ってあるんだ」「立派でした」「すごいね」と沈む言葉を感じながら私たち三人も無言で深く一礼。漁村の家へ出発。真夏の夜の南の空に、半月。

初めての同窓会

大学生時代の同窓会に出席せよと召集がかかった。八月の末。話もしろ、と。同窓会は好きでない。

小・中・高のどれにも出たことがない。医学部を卒業して三八年、皆そろそろ定年。一回くらいはと、神戸に向かった。

大学教授や院長、副院長がズラリ。勝手が違う。見覚えのない人もいる。話を医療からはずすのが無難と判断した。「水脈《みお》の果て炎天の墓碑を置きて去る」。トラック島で終戦を迎え、戦死者を島へ残したまま帰国する胸のうちを詠んだ、俳人金子兜太《とうた》の句で始めた。真夏だったし、戦争のことは忘れてはいけないし、大学生のころ、反戦のデモには同級生の多くが参加していた。「兜太?」皆が誰、と首をかしげた。

「左義長《さぎちょう》や武器という武器焼いてしまえ」(左義長は正月のとんどさん、どんど焼き)という大好きな反戦句を続けた。ぼくが最初に出会った句は「梅咲いて庭中に青鮫《あおざめ》がきている」。ドキンとした。俳句の観念が飛んだ。

父と兄は医者、彼は痛風と歯槽膿漏の既往のある九二歳、我々の先輩の日野原重明さんとの共著もある人と、付け加えると皆の顔がゆるんだ。

季語より暮らしを重んじる、放浪者に憧れるが、小林一茶のような「定住漂泊」を実践し、立派な人間でなく自由な「荒凡夫《あらぼんぷ》」を目指す人、とのうのうと紹介してしまった。全員が医者だと思うと気兼ねなく、「長寿の母うんこのように我を産みぬ」、「男根は落ち鮎のごと垂れにけり」も披露した。皆がニヤリ。

そのあと脈絡なくあれこれ語り、第三の我らが人生、気萎えることなく生き直そうとちょっと無理して気炎をあげ、兜太が神戸の港で作ったもので、トラック島沖で墜落した零戦と、自分の死と生が重なるという句で締めた。「朝はじまる海へ突込む鷗《かもめ》の死」。

まっすぐ

「先生、」と階段で呼び止められた。「弟とあと何回くらい話せますか?」。弟さんは五五歳で大腸がんの末期、肝転移で黄疸《おうだん》もある。腸閉塞を生じていて点滴なしでは生きられない。「週に一回、顔見に鳥取に帰るようにしてるんです」。彼は埼玉から来ていた。階下の図書室で話をした。

弟は八年間、行先不明だった。年に一回、住所不記のハガキが母親の元に届き、母親から「生きてる」と連絡があった。「あいつ高校出て、東京の大学へ行って、マンガ研究会に入って、勉強せず留年に留年」と語った。新宿の下宿を転々とし、フォークソングやジャズ、詩や小説を愛しながら、何物にも束縛されることなく自由に生きてきた。正社員にはならず(なれず)、大手印刷会社のアルバイトとして働いた。会社は倒産し、故郷の鳥取に帰ってしばらくして病気が発見された。

病室で患者である弟さんは「いやあ、悔いはないです」と語ったことがある。「放浪者、ふうてん、旅人くん、いやデラシネ(根無し草)かな」と言って手を顔に当て、「やせて、もうしゃれこうべになってますよね」と笑った。不思議な雰囲気を持っていた。

「先生」と兄。「弟、泣きながら埼玉に電話かけてきたんです」。父を自分の手術で亡くした心臓外科医が、瀕死の女性を一刻を争う技で生還させたというテレビを見た直後に、「他人に尽くす人生ってすごいよ、俺なんかなにもしてこなかったよ」と嗚咽、だったそうだ。「今までは斜に構えて、大した話、してこなかった。でもここに入院して、まっすぐな話、してくるんですよ」。「先生、あと何回くらい話せますか?」。「二回」と答えた。「うーん、二回ですか。ここであいつと話してると、温かい気持ちになるんです。こんなの初めて」

兄貴は顔を紅潮させた。目がしらに何かが光っていた。

第二のスタート

自分が放った言葉なのに忘れていて、その言葉を返されて、身が止まった。

秋の彼岸のころの午後のカンファランスルームでのこと。七〇歳の乳がんの末期の患者さんの病状が悪化し、残りの日が少ないと、日曜日に見舞いに来た妹さんに話した時だった。

その患者さんは三年前にがんの手術を受け、その後放射線治療、抗がん剤の治療などを受け続けたが、再発し首の皮膚転移、肺転移、縦隔《じゅうかく》リンパ節転移を生じ、総合病院から紹介になった。かすれ声で「なるべく家で過ごしたい」と希望され、在宅ホスピスがスタートした。

大雑把な感じの元サッシ職人のご主人が、予想に反して小まめに介護した。家での生活が可能となり、あっぱれ、人は見掛けによらんわと反省した。家で過ごすために改造したのは古い戸やサッシや床ではなくトイレ。足の筋力が衰え、和式トイレからは立ち上がれず、洋式へ。「修理費はみんなトイレに回った」とご主人頭掻く。おかげで家で過ごせた。

「家のいいところは?」と女性に問うてみた。「夜中に帰ってきた息子に、おかえりって言ってやれる」。息子さんは長距離のトラック運転手。「事故多いでしょ。顔見るとほっとして眠れる。入院だと心配ばかり」と小さな声。

首の皮膚転移部はトマトを割ったように大きく自壊した。胸水も溜って息苦しくなった。その処置のために短期間の入院をしてもらうことにした。食べ物ものどを越さず、衰弱が進んだ。

カンファランスルームで、死はもうそこにと容態を説明し終えると、妹さんは目に涙を浮かべて語った。「一年前、姉とここに初めて来た時、先生が、大変でしたね、今から第二のスタートです、とおっしゃった。その言葉に、打ちひしがれていた私たち、救われました」。身が止まった。思わず立って、頭を下げた。

ちょっとがんばる

言葉の向こうの世界は、広くて深くて重い。言葉は往々、狭くて浅くて軽い。でもとりあえず言葉を使うしかない。

例えばうつ病の人には「無理をせず、がんばらないでいきましょう」という言葉を掛けることになっている。「くよくよせず、がんばろう、心のかぜ、気のせい、大丈夫」などの言葉たちは禁句。多くのうつ病の人は真面目で無理することが多いので「がんばらない」は有効な言葉となる。「型」に囚われる現代では、言葉もあっという間に「型」になる。

「がんばらない、がんばらない」という「型」で通せば事はうまくいくか、人生はうまくいくか、というと、そこが難しい。「勝ってくるぞと勇ましく、誓って国を出たからにゃ……」という時代ではとっくにないが、「がんばらない」のひと言だけで世界は、そう簡単に広がってくれない。最近、職場になじめない新入社員が多い。職場を離れて友人と買い物したり旅行へ行く時は元気。職場はがんばらない、遊びはがんばる。難しい時代の一面を見せられる。

長年躁うつ病を病み、短い躁状態と、長いうつ状態を五〇年以上繰り返している友人がいる。ぼくの診療所に旅人としてやってきた。昼の食堂で、長年の主治医の言葉を披露してくれた。高齢の主治医の言葉である。

「そうですね、無理はやめましょう、がんばらない、でいきましょう」。そこで間を置いて、やさしい顔で、困ったような顔で、「でも、でもね」とまた間を置いて、「ちょっと、ちょっとだけ、がんばってみましょうか」。

長年の付き合いのある二人の間で生まれる言葉は、単一でなく単二で屈曲する。それゆえに、言葉の向こうにある、広くて深い心の世界に近づきうるんだろう。

夜のあいさつ

患者さんが亡くなる。ラウンジや病室で簡素なお別れ会をすることがある。ナースが人柄や思い出を語り、家族の方が感想や感謝を語る。歌をうたって、花と共に添えることもある。病棟が忙しくなったり、夜中だったりすると、玄関に止まっているお迎えの車の横で、ごく簡素に。

「他界するならクリスマスイブ」と言っていた五五歳の男性がいた。その人の続報。弟思いの兄は週に一回、埼玉からやってきて、弟を車椅子に乗せて屋上に上がったり、近所を散歩したり。弟を励まして鳥取から埼玉に戻った途端に、弟の病状が悪化。水泳選手みたいなトンボ返り。ベッドサイドで手を握りしめ、口唇をかみしめ、弟を看取った。

秋の彼岸の入り。夕方のお迎えの車の横で、兄は肩をゆすりながら、あいさつをした。「ここ最高」――「おとうと、」――「よく、」――「言ってました」――「ありがとうございました」。見送ってる職員の体を、五つの言葉が走っていった。兄が深々と頭を下げた。職員も一斉に深々と頭を下げた。言葉は、間《ま》や肩や顔でも語られる。

がんが皮膚に転移し自壊し、浸出液が多量に分泌する、七〇歳の女性の続報。家を希望され、局所の対処は訪問看護師と相談し、小さなオムツを当てたりしていた。大変な皮膚病巣。体力が落ちて、局所の処置が自分でできなくなると、元職人のご主人が手伝った。「わし、気、利かんし、不器用ですけどなあ、するですが」。分泌量も増加。体力は低下し入院となった。特殊な軟膏で分泌は抑えられたが、病状は静かに進行。九月の終わりの夜に亡くなった。

真夜中の玄関、お迎えの車の横で、突っ掛けをはき、シャツがズボンからはみ出したご主人があいさつした。「す、すんませなんだ」。一語が闇に立つ職員の体を走った。ジーンとする言葉って、ある。

「じぇーったい」

外来の診察室の椅子に、患者さんが座る。「どうされました？」と聞く。「さあ、どういうことはないです」と答えられる。ちょっと困る。

「眠れますか？」「よう寝ます」とその八三歳の男性。「おじいちゃん、夜何度も起きて眠れんで、診てもらいに来たんだよ」と後ろでお嫁さん。そうかいな、と合点いかぬ顔。大相撲の力士さんが乗るような体重計に乗ってもらった。「やせたりはしてませんか？」「じぇったい(絶対)にないです」。四八キロだった。「前は五〇キロだった」とお嫁さん。

あれこれ聞いて、「お酒は飲みますか？」と聞くと「じぇったい、飲まん」と自信満々。後ろでお嫁さん、手を横に振る。以前に「酒は飲まんが焼酎は飲む」とか、「ビールは飲む、二本」とか「晩酌しますか？」に「せん」と答え、詳しく聞くと、「寝酒は、ロックウイスキー三杯」とかいろいろ答える人があるので念を入れて聞くと、「じぇったい飲まん、人にすすめられた時以外は」だった。

同様にタバコも尋ねる。「じぇったい吸わん」。またお嫁さんが手を横に振る。一ヵ月前に禁煙し、二、三本はどうしても手が出るが、気持ちは「じぇったい」だった。またあれこれ聞いて、「性格は自分でどうですか？」と聞くと、「こりゃじぇったい、まじめ、まっすぐ、やさしい」と惑いがない。お嫁さんも頷く。

失礼かと思ったが聞いてみた。「最近、物忘れしたり、ちょっと呆《ぼ》けたり」。後ろでお嫁さんが大きく頷く。「ないない、じぇったいない、絶対」と自信満々。その日は一〇月二二日の月曜日、「今日は何月何日？」と聞いてみた。「三月、えーっと、一五日だったかいなー、おい」と、自信は絶対崩れない。この「じぇったい」、なんだかいい。じぇったい、好き。

「じぇーったい」

「仲良し、しよ」

〈求めないー／すると／自分の時計が回りだす〉（加島祥造『求めない』小学館）

人には人を求めるレセプターがあるのだろう。そのレセプターのおかげで人生に温かさは生まれる。逆にそのレセプターゆえに、人生の冷酷さや寂しさも覚える。若き男女だけにレセプターはあるのではない。赤ん坊にも老人にもあり、人間以外の生命体全てに、それってありそうだ。個である限り他を求める。存在ってそんなもの、求めずにはいられない。

清じいさんは九二歳。元国鉄職員。口数は少ない。三人娘は御多分にもれず、千葉、名古屋、京都に嫁ぎ、八三歳の奥さんとの二人暮らし。脳梗塞後遺症と慢性心不全で半ねたきり。二週に一回の往診となった。家の近くに小学校の広い運動場があり、その端に、秋には赤と黄に紅葉するモミジバフウの並木がある。

「主人きのう、赤飯炊いたら小豆が硬いって怒って、食べなかったんです。私も腹立って口きいてなかったんです」。清さん、おとなしい人なのに文句言うことあるんだ、と思った。「ありますよ」と奥さん。その前の日は、ヘルパーさんのことで機嫌をそこねたらしい。「物の言い方が横柄だ、体の拭き方が乱暴だ、布団の掛け方が粗忽だ」。その挙句、「もう来てもらわんでいい！」。せっかくしてもらったのに、と奥さんも清さんのわがままに腹を立て、口をきかなかった、と。二人ともお互いに何も求めない日が二日続いた。

「さっきです、先生が来られる前です」と奥さん。「おーい」と清さんが呼んだそうだ。行くと、「仲良し、しよ」と清さん、ポツリ。「子供みたいな顔して、私、参っちゃって、許しちゃたんです」。〈求めないー／すると／自分の声がきこえてくる〉(同)

ファミリーマート

今から半世紀以上も前、ぼくは九歳。鳥取県八頭郡の郡家から、鳥取市の大榎町《おおえのきちょう》に引っ越した。父は大学の先生でちょっと出世して、郡家の田舎の長屋から、国道沿いにある町の広い庭付きの、大学官舎の一軒家に転居した。庭で兄とキャッチボールをした。大きな榎の木があり、鮮やかな色をしたオオムラサキという蝶がヒラヒラとやってきた。

近くにおばあさんが営むおでん屋兼うどん屋があった。八百屋も酒屋もあった。父に頼まれてビール三本、それにサイダーを勝手に付け加えて買った。二人の姉は嫁ぎ出ていき、兄も京都の大学へ出ていった。三年後、ぼくも高校を卒業し京都へ出ていった。家の中ではいろいろなことが起こった。楽しいこと、悲しいこと、恐いこと、ほっとすること、ほほえましいこと。

父は定年となり官舎を出ていくことになった、母も。父母は、思い出の郡家に土地を求め家を建てた。ぼくは京都で学生時代と研修医時代を過ごし、一一年ぶりに鳥取市に帰ってきた。勤務医生活が始まった。

住んだのは栗谷町《くりたにちょう》。大榎町のそば。車で走っていると懐かしの官舎は壊され、榎の木も伐採され、

「〇〇事業団」という看板を立てたコンクリートの建物が堂々と建っていた。ちょっぴり寂しかった。前を通っても、なるべく見ないようにした。

それから三五年が経った。コンクリートの建物は壊され、更地になっていた。なんだかほっとした。それから六ヵ月が経ったころだった。明るい照明が目に入った。更地にコンビニが建っていた。びっくりした。なんだか嬉しかった。入ってみた。いろんな品が並んでいた。ビールも炭酸も、お菓子も弁当もおにぎりも、あったかいおでんも並んでいた。家庭的、と思えた。父も母も姉も他界し、もういない。なのに、失った家がそこに甦《よみがえ》っている錯覚に囚われた。

裏山散歩

日曜日の夕方は裏山に登る。一二月に入ると日が暮れるのも早い。急げ、とばかり四時過ぎに家を出た。曇り。左手に神社を見て山道に入る。道は掌《てのひら》大の、三葉の黄色の落ち葉で、敷き詰められていた。何の葉だろう。周りには、春蟬の声も、梅雨のころの谷ガエルの声も、真夏のヒグラシ、ツクツク法師、ミンミン蟬の声一つなく、シーンとしている。

山道を登りながら考える。診療所はこれからどうあったらいいんだろう。自分はどう生きていくのがいいのか、どう生きたいか。道は赤い絨毯《じゅうたん》に変わる。赤いもみじ葉がいっぱい。その向こうは黄色の絨毯。そこは黄色のもみじ葉。きれいなのでかがんで見た。赤ん坊の手にたとえると、五本指のもあり、六本、七本のもあり、九本のもある。いろいろなんだ。

また考える。次の講演、なに話そう。先日の但馬《たじま》であった精神保健福祉士会での話はよかった。聞く皆が真剣だった。つい力が入った。伝わり合うって、ある。形式的で行事的な講演会はつまらない。また考える。あの言葉よかった、と思い出す。きのうの夜の寝床読書の一節。亡くなった心理学者の河合隼雄さんと哲学者の鷲田清一さんの対談集『臨床とことば』(朝日文庫)の中の「聴く」について。「大切なのはボーと聴くこと。相手の言葉を摑んじゃダメ。理解したつもりで意見を述べると失敗する」「それが難しい」「ボー、相手は分かる」。鷲田さんとぼくとの対談が来週、大阪である。嬉しい、こわあっ。

大山がくっきり。冬になったんだあ。陽は沈み山火事のように真赤。空は刻々と変わる。下山の道も落ち葉が積もる。葉で道も少しはあったかろう。でもすぐ、白い雪が覆う季節に。季節も刻々、道も刻々。

家に帰って黄色の三葉、図鑑で調べた。「タカノツメ」。

「「迷惑」かあー」

「迷惑はかけとうない」「家で療養するとみんなに迷惑かけるです」「早う逝きたい、迷惑かけとる」。臨床で放たれる「迷惑」という言葉。その言葉を受け取るたび、私たちは身動きが取れなくなる。「そんなことないよ」「迷惑なんて思ってないよ」「大丈夫だから」と返してもなんの変化も生じないし、なんの力にもならないのを知っている。

「迷惑」という言葉そのものが悪いのか、とさえ考え込む。「迷い」「惑う」。いや、生きているということは迷い、惑うことだからそんなに悪い言葉とは言えないのに、「迷惑」と発声されると肯定の響きは消え去り、否定語の権化《ごんげ》とさえ思えてくる。

「手《て》ご」ならいいか、と惑う。「手ごかけてすまんなあ」なら否定語の響きが弱い。ただ、「手ご」は鳥取の方言かも知れない、と迷う。辞書を引いてみる。「手児」とあって、「幼児、赤ん坊、少女、おとめの意」とある。違う。やっぱり方言か。手伝う、という意味の「手ご」。

でも、言葉を変えてみても、気持ち、心は変わらない。赤ん坊だって、皆の手を煩わせながら育ち、迷惑のかけっ放しだと思うのに、なぜか本人も周りもそのことを「迷惑」とは言わない。大人になって病《やまい》に伏したり、老いて食べること歩くこと排泄することが自分一人でできなくなったり、死を前にすると、「迷惑」という言葉が湧いてくる。赤ん坊も老人も死も、人生の中のそれぞれの季節の一つなのに。

そんな疑問を大阪で、鷺田清一さんにぶつけてみた。ボクサーでコメディアンのたこ八郎の墓碑にはこう刻んである、と鷺田さん。「迷惑かけて、ありがとう」。「迷惑」の向こうにお互いの心の変化を私たちがどう想像できるのか、そこが問われているんだろう。

「誰かー」

診療所の二階は一九床の病棟になっている。廊下に時々、声が漏れ出てくることがある。付き添いの家族が帰っていったあとだったり、元々一人きりの人だったりする。夕暮れから夜中にかけてが多い。枕元にナースコールはあるが、押して来室を待つ余裕などない時である。

「かんごふさーん、かんごふさーん」。廊下に漏れ出る声のベストワンだ。超ロングセラー。ナースはほかの用があり即来室とはならない。ボリュームアップで「かんごふさーん、かんごふさーん」。今まで一度も「看護師さーん、看護師さーん」という呼び声を聞いたことがない。当然「お医者さーん、お医者さーん」もない。

ある夜、一一号室から八〇歳の女性が叫んだ。「かんごふさーん、かんごふさーん」。重症患者さんの病室で処置に追われるナースはすぐに動けない。女性は叫び方を変えた。「婦長さーん、婦長さーん」。婦長はその日当直明けの休み。「係長さーん、係長さーん」。うちの診療所に係長はいない。「助手さーん」、呼び方を次々に変えるがその時、皆は皆の用があった。「お台所さーん」となった。厨房さんのこと。配膳や下膳を終え帰っていた。誰も来ないと察すると、廊下を歩く見舞い客を見て、「奥さーん、奥さーん」と叫んだ。入ってこないと気付くと、呼び方を変えた。「誰か、誰かー」。とどめは、「誰かー」で、「誰かー」でナースが入っていった。

一三年前に、衰弱していった父が自宅で亡くなる前日の夕方に言った言葉を改めて思い出す。「今日は死なんけどな、誰かそばにいてくれ」。父はあえて、誰と名指ししなかった。できなかった。「誰」より「誰か」に重きを置いた。父の人柄と思う。そのことを思い出しながら、つくづく、「誰かー」の社会になっていくのを予感する。

餅の懐

正月には餅を食べる。毎年必ず食べる。診療所を始めて一二年目の正月。一二年間、毎年、診療所で搗《つ》いた餅を食べる。澄まし汁で食べても、みそ汁やぜんざいで食べても、餅は柔らかくあったかい。独特の柔らかさ、あったかさ。いつの時代かに始まり、絶えることなく続くあったかさの文化の源、だと思う。

借金でスタートした一年目。餅を搗く診療所を目指し、市内の商店街をちょっと入ったお店で、欅《けやき》の臼《うす》を買った。一〇万円。杵《きね》が二万円。えーいと張り込んだ。

もち米を洗う、さらす、蒸す。餅搗きにはいろんな動詞が関与する。蒸し上がったもち米をこづく、まぜる、こねる、搗く。「ハイッ」と声かける、「もういっちょ」と答える。搗き人は、どこからか集まってくる。ゴンゴンで始まった音も、ゴソゴソ、パッタン、ペッタン、ペッタンッと移っていく。あつつっと、赤子のようにひと臼の餅を抱え、上新粉を広げた台に運ぶ。ちぎる、まるめる、なでる。供える、も。餅搗きは一人ではできない協同作業。協同性の一つのバロメーターか。

去年搗いたのは一四臼。白、青のり、粟、トチの四種。トチの臼は独特で、ゴムのような弾力性を持つ。搗きたてを口に頬張る。トチの深い味が広がる。初めて食べた日本人どんな人？と思う。

搗きたての餅も一日で冷たく、硬くなる。正月が来る。「あけまして、おめでとう」。西条柿の干し柿をひと口食べ、冷えた日本酒を少し飲む。自分流の新年のしきたり。それから診療所で搗いた餅を食べる。今年は澄まし汁。大根や白菜と合う。おいしい。

柔らかさあったかさを一度失い、にもかかわらず、再び柔らかさあったかさを甦らせる餅の懐《ふところ》の深さ、に感服する。

体が甘い

「先生、体が甘うなって」と、九一歳の女性が外来で訴える。訴えが「痛む」なら分かる。「熱が出た」も「眠れない」も分かる。「甘い」って何だろう。自分で自分を食べたんだろうか。「甘うなって、寒さ暑さに耐えれんで」。忍耐力が弱くなった、という意味のことのようだ。診察室では「塩分の取り過ぎに注意を」とか「甘い物は控え目に」とか言うので、甘いは味、と決め込んでいたところがある。

「膝の関節も甘うなって、ひところ歩けんようになって」と続いた。ネジの締め方が甘い、という言い方があるのを思い出す。「最近はまた歩けだして」。ネジでも締め直されたのかと思ったが、「なんもせんで、自然に」。

「心臓の方は甘うなっとりませんか?」と聞かれ、心電図やエコー検査をしたが異常なく、「甘くないです」と答えた。医者か、と思うような変な答え方。

女性は五年前にがんの手術を受け、困難を乗り越えて生きてる人。昔やってた仕事を聞いてみると下宿屋さん。「主人は、私が四〇の時、死にました。食べていかにゃならんので、一〇人の高校生相手の下宿屋始めたんです。はやって、多い時は一七人いました」。下宿の高校生、タバコ吸ったり、熱が出たり、不登校もあったりで大変。

娘が中学二年の時、部活もやめ、掃除や買い物、それに料理も手伝ってくれ、二人で切り盛りしてきた。帰宅部でなく下宿部。「振り返りますと、七〇歳までの三〇年間、みんなの生活を支えるために、下宿屋のおかみとしてなりふりかまわず」。甘える人はなく、決して甘い人生ではなかった。

「脳の方、甘うなってませんか」と笑顔で女性。「こっちの方が甘うなり始めてます」とぼくは自分の頭を指す。大笑い。どうやら女性の心、きりりっとして、まだまだ甘くはない、と見て取れた。

早春賦のころ

このころになると口ずさむ歌がある。「はる〜はなーのみーの　かぜ〜のさむさやー」の「早春賦」。鳥取って夏の暑さは山陰という呼び名からは遠く、全国でもトップクラス。なのに冬はと言えば、東北、北陸の苦労を思うと言えるほどのことではないが、呼び名通りの大雪地域だ。今年は少ないが、この四年間、診療所の前の狭い道路に駐車場、何回雪かきしたことか。そんな苦労と冬の寒暗い季節のおかげで、「大寒」が過ぎるころになると、どこからともなく「はる〜はなーのみーの」が湧いてくる。時には浴槽から湧いてくる。

中国伝来の二十四節気(一年を二四等分にしてそれぞれの季節を示す語)、このことを考え出した人たちはすごいと思う。二十四の中でぼくが好きなのは「立」がつく四つ。「立夏」「立秋」「立冬」そして

「立春」。音の響きで好きなのは「立夏」。気が引き締まるのは「立冬」。

でも何よりも「立」という字の意味が気に入っている。「立」は「立体」「立身出世」「立往生」など下に続く漢字で意味を異にする。「たつ」や「なる」「とどまる」に加えて、「おきあがる」がある。「立春」はまだ春とは言えない。ただ「春がおきあがってきた」という気配がするだけだ。まだそのものではない、という境地が好き。そこで願う。春よ来い、と。三寒四温、春は裏切る。願い続ける。希望のかすかな光が見える。これも、冬の厳しさを知っている暮らしゆえ、だろう。

診療所の二階のラウンジの椅子に六〇歳の婦人が座った。病気は脳にも肺にも肝臓にも広がっている。昔、スナックのママとして働いたことが一番幸せな思い出と言う。昔ほど声量がないと言いながら、透き通った高い声でしみじみと何曲か歌った。「春は名のみの風の寒さや——」。きれいな声。この人にこそ春が来れば、と願った。

畳屋さんと見た別れ

木曜日の午後は往診。診療所の近くの家から始まって、遠くの谷の方まで出かける。湖山池《こやまいけ》の沿道を走っていると携帯が鳴った。「Tさんの呼吸が止まりそうです」、訪問看護師さんから。七七歳のTさん、脳梗塞で寝たきりになって一年が経ち衰弱が進んでいた。あちこちの褥瘡《じょくそう》(床ずれ)も治りにくい。肺炎も繰り返す。その日、往診の一番がTさん。奥さんに「夜中か朝か、夕方もありうる」と説明したところだった。Tさんは元火宅の人。奥さんはラッキョウ切りや飲み屋街のラーメン店で皿を洗う苦労人、で気さくな人。

ハンドルを切り返し、Tさんちへ、すっ飛んだ。Tさんの顔と手を、奥さんと看護師が触っていた。「その時が来たようです」とぼく。「先生、さっき、夕方か夜中って言ったがあ」。確かに壁掛け時計は四時。日ごとに日脚は延び、明るい。「ちょっとでもええ、長う生きて欲しかったのになあ」。奥さんそう言いながら、落ち着いた顔、やり遂げた顔に変わっていった。

「先生が帰ってちょっとしたら息がへんになって。隣の畳屋のみっちゃん呼んだ。したらみっちゃん、息しとらんだないか、止まっとらあせんか、医者呼ぼう、って言って」。同じ通りに住むご近所さんが死の床にやってきた。これは日本人が忘れてしまった死への所作の一つ。なんだか嬉しい光景だった。

お別れはコーラ。綿花がつかるとシュワシュワと泡立つ。赦しの言葉をと誘導すると、「ええで、こらえてあげる」と奥さん。感謝の言葉も誘導してみた。「私がありがとう？」とにらまれた。「それ言ってもらいたいのはうちの方だがあ」、だった。「でも、やさしい人だった。ほんとに人間がやさしかった」と手をTさんの顔にくっつける。

体は今の今だから、まだあったか、あったか。

ぬくいイモ粥

「施設には行きとうないです」と一人暮らしのQさんは言う。古い家、九八歳。いまどき老人施設のお世話にならずどう過ごす気だろう。「長男は、心配だから施設に、って言います。私はここの方が気が落ち着きます」。しっかりとした思考力。広い中庭がある。古い植木もある。テレビで外国のことが報道されると、高校生の教材の地図帳をめくって、「この国か」と知性豊か。時に宗教書をめくり手を合わせ祈る。神も共にいる。家に時空の深さがある。

ある時、心不全、別の時、肺炎、短期間だけ診療所に入院してもらった。息子さんに「この町に在宅療養、訪問看護に訪問介護を広めたい。お母さんを私たちに預けて」と頼み込んだ。「あ、はい」と息子さん苦渋の承諾。退院後、一人暮らしのQさんを、弁当配達夫、ナース、鍼灸師、介護士が支えた。酸素を吸いながら読書しハガキ書き、下着を洗い台所で豆をむき、玉子焼きを作る。新しい生活が始まった。「皆さんの手助けで、好きなわが家で暮らせる。いい時代ですなあ」。

一年くらいしてQさん、食べられなくなり脱水になり、下《しも》の始末が自分でできなくなった。「夜中が心配で、入院を」と息子さん。最後まで在宅、がぼくたちの希望だったがここは限界、と苦渋の承諾をし、「明日の午前、入院に」と病室の手配を整えた。夜に電話。「ぬくいイモ粥食べました。ちょっと元気」とお嫁さん。

翌朝八時、お嫁さんから再び電話。Qさんの家へ直行。顔も体もほんのりあったか、でも呼吸は止まっていた。昼にイモ粥のかけら。部屋に入院準備の紙袋。大きな生涯が古い家で終わった。

在宅での死はどうしたら可能か。家族やそのほかの人の協力はいる。でも、患者さん自身の力というものがある、と知った。

雛人形

生きるって大変。生き方を変えるのも大変。自分で変えなくても、変えさせられる。人生ってそんなもん。「辛くない人生って、ないんじゃないですか」と、先日亡くなった團十郎さんが言っていた。

夕方の外来に、八〇歳の女性が座った。「セミダブルのベッド、二つとも処分しました」。処分にドッキン。ご主人は、亭主関白系の教師だった。娘さんは巣立って、二人暮らし。足腰が弱り往診を希望され、通い始めて三年後に亡くなった。がん。七年が経った。処分したベッドとは、ご主人のものと自分のもの。「隣に誰もいないベッドがあるのが、気になり始めて」。

ご主人が他界して二ヵ月が経ったころ、女性は寝られない、食べられない、気力がない、と訴えたことがある。「ああしろこうしろの主人が亡くなって、正直、解放された、と思ったんです」。違っていた。家は静かで、寂しさが漂い、命令口調の言葉でいい、もう一度しゃべって欲しいと切に思うようになった。大切な人を失ったあとのうつ状態。薬を助けにしながら、町の絵画教室や茶飲み友だちとの雑談などを支えに、うつ病から脱出されていった。

「雛人形、飾ったんですよ。主人がお雛さんにご飯あげたか、と言ってる気がしたんです。主人、おだいりさん、大好きで」。女性は続けた。「主人が二〇年間付けていた日記も処分しました」。処分にドッキン。「最後の日に、妻と娘と孫たちに囲まれて楽しい日々だった、ありがとう、って。それだけとっときました」とお茶目な笑い。

何歳になっても人生は変わる。変わらざるを得ない。女性は最後に言った。「新しいベッド一つ、買いました」。嬉しそうな顔でなんだか、船出の気持ち、みたいだった。

「アキラ！　アキラ！」

平成一四年に亡くなったシスターで看護師だった寺本松野さんが残した言葉に「看護婦は、毎日新たなものをつくりだしていく料理人のようなものである」(『きょう一日を』日本看護協会出版会)がある。ほかにも忘れられない言葉たちはたくさんあるが、臨床の日々の様子に忘れ難いものが記されている。初任地の大学病院の病室で、初めて彼女が見た死の光景だ。

八歳の男の子。朝鮮から祖父のいる熊本に引っ越し小学校に通っていた。そのころの日本は中国へ侵略し、次々と中部各都市を陥落させ、毎日のように祝賀のちょうちん行列が行われていた。その行列の最中、その少年は学友とけんかし背中を咬まれた。しばらくして高熱が出現、大学病院に入院となる。いろいろと検査がされ、咬まれたところから細菌が体へ侵入し、敗血症になったと推測された。そのころはまだ抗生物質がなく、全てはその子の持っている体力と免疫力に頼る以外になかった。病状は進行、少年は高熱のまま意識を失う。朝鮮から父親が呼ばれる。

泊り込みの無言の看病が二日続いたあと、少年は死んだ。その時、思いがけないことが起こった。お父さんは何か叫びながら、急に服を脱ぎ、裸になって、ベッドに飛び乗り、動かない息子を裸のまま抱きしめた。「アキラ！　アキラ！　お父さんだぞ、お父さんの体であったためてやるから死ぬな、生きてくれ！」。

寺本さんは、父親の愛情とはこんなにも深いものかと思い、それ以上は見ておられず、病室を飛び出し、思い切り泣いた。誰も死なせたくないと思った、と記していた。

七七年前の光景、七七年前の日本の臨床での光景がぼくの胸に残る。年月を越えて変わらない悲しさ、変わらないあったかさ、変わらない何か、が胸に残る。

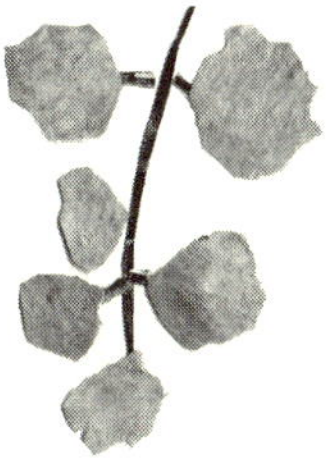

II

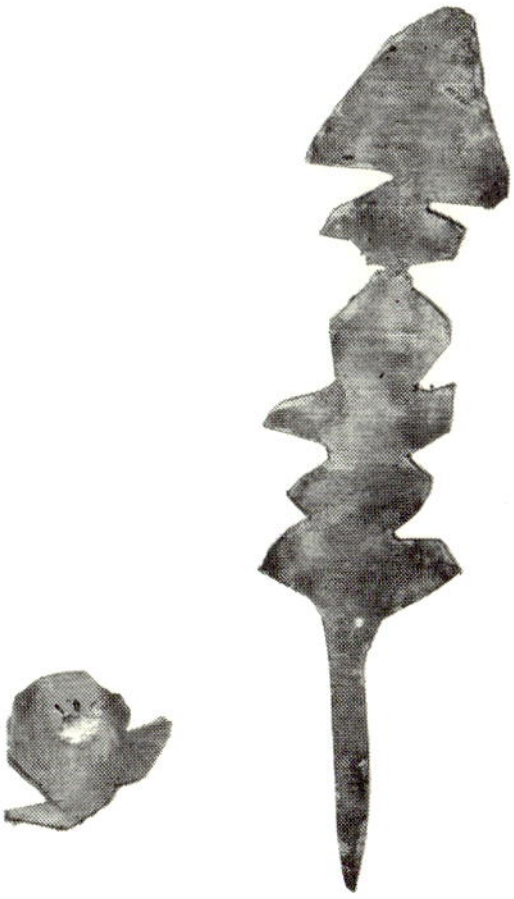

共にまどろむ

死はいつか来る。いつ来るか、分からない。「ぶっちゃけた話、おやじいつまでもちますか?」。大柄な長男に廊下の片隅に連れて行かれ、白衣の袖を握られ、問い詰められたこともある。ぶっちゃけた話、それが分からない。

おしっこが出なくなってから三、四日と答えることもある。血圧が下がると二、三日。脈が弱くなると一日、下顎をつかう呼吸をされると数時間か半日、と説明する。が、例外がある。と言うより、ぶっちゃけた話、例外が多い。低い血圧を維持して一週間の人もある。脈も弱いまま一週間、もある。下顎呼吸ですら一週間という人もある。

死は近いと判断して身内の人たちが集まっておられるのに、その死がなかなかやってこない。バツが悪い。医者ともあろう者、死の時もよう見定めぬか、と叱られそうだが、見定められぬ。遠距離を駆けつけた人にも、一度引き上げてもらったりする。そんな時に限って、死がやってくる。バツが悪い。それで誰か一人は交代でもそばにいて泊ってもらったりする。

死に際に間に合ったかどうかに、日本人は強いこだわりを持つ。「間に合わんかったか、すまん」となりやすい。死の時、その横で手を取り、終わってゆくいのちに感謝し、敬意を覚えるのは大切なことだとは思う。でも死に際だけに囚われることはないのに。

「今夜はわしが、おやじのベッドの横に寝たります」とあの大柄の長男さんが言った。苦労をかけたそうだ。長男さん、仕事の疲れもあってビールを飲んだ。夜明けの訪室で当直ナースが患者さんの息が止まっているのを発見。「夜中、トイレに起きた時、息してましたのに。つい、つるっとして(眠り込んで)。おやじ、すまんな」。

共にまどろむ、死の看取りの、大切な一形。

微妙な言葉たち

言葉は難しい。「痛み、どうですか?」と尋ねて「微妙」と答えられると、痛いわけではないが痛くないわけでもなく、微妙なのだ。「彼のことは好きですか?」と尋ねて「微妙」と答えられると、好きでないわけでもないが好きと言い切れるほどでもなく、微妙なのだ。「この紅茶、おいしいでしょ?」と尋ねられ「微妙」だと、これは「まずい」と同義語と考えた方がよさそうで、ほんとに、「微妙」でさえ微妙な響きを持つ言葉だ、と知る。

「まずいなこのカレー」とストレートに表現するのは人を傷つけることもあり、「まずい」を使うのはまずいことがある。だからといっておいしくない時に「おいしい」と言うのがいいか、となるとこれは微妙だ。言葉として「おいしい」は良い言葉で、「まずい」は悪い言葉とは言い切れない。「このカレー、おいしい、おいしい」と二度言うと、とってもおいしいかと思いきや、とりあえず言ってのけてるという場合もある。二度繰り返して言うと、人や品物や天然物をくさす場合や、いろいろある。

「くさす」は悪い言葉で「ほめる」は良い言葉、とも言い切れない。確かに「くさす」には強い否定の響きがあって良い場面が浮かばないが、「あの人、美しく、頭も良く、気立てが良くて背も高く、バランス感覚抜群で」とほめすぎると、本人は「やめてー」と言うのを、ほめ殺しと言う。まずほめる、と上司たちは指導を受けるようだが、ほめすぎると殺すことになる。

「美しい」は良い言葉で「醜い」は悪い言葉だろうか。人でも品物でも天然物でも、偶像化したり美化したりすると、ロクな事にはならない。美化は醜い。良い意味しか持たない言葉ってあるんだろうか。「あったか」はどうか。微妙か。

焼きそば屋さんがきた

夜の一〇時、診療所から電話が入る。「先生通院中の患者さんからです。転送します」。出てきたご主人が、「家内が先ほどから嘔吐して、頭も痛い、言います」。救急車呼んですぐ来て、と言って切り、診療所へ向かった。CTをスタンバイして待っていると、救急車ではなく、ご主人が自家用車を運転し、奥さんを乗せて来た。患者さん八二歳、ご主人八五歳。

CTで脳や肺には異常なかった。血圧が上二一〇、下一〇〇と高い。頭痛や、頭のフラフラ、胸のモヤモヤ、嘔吐は、この一過性高血圧のせいのようだ。追加の降圧剤を処方して、一、二泊の入院をすすめた。

五〇年前、ぼくはこのご夫婦に世話になった。中学生のころで、夫婦は今はない「なの屋」というお好み焼き&焼きそば屋をやっていた。狭い店なのに客はたくさんいた。学校帰りの同級生たちもいて、マンガを読み、焼き上がるのを待っていた。熱々の鉄板で、ジュッジュッジューと油や野菜が飛び跳ねた。主人が二枚のコテを、「はい、いらっしゃい」と言いながら、鉄板に当て、互いに当てていた。

「はい、焼きそばっ」、奥さんがカツオ節や青のりを振った。ぼくには多め。あつあつ。ふうふう言いながら食べた。ソースも旨かった。「はいどうぞ、お好み焼きっ」。マヨネーズがかかったトロッとしたソースがおなかにしみた。

「あのころ、焼きそばが五〇円でした。肉入りだと六〇円、お好み焼きも五〇円で、イカ、エビ入りが六〇円でした。大盛りが六五円」。なんでだろう、とにかくおいしかった。「私ら夫婦も一生懸命働きました、一番いいころでした」。「入院したら安心して、なんだかホッとしました」。血圧も下がって、二人とも穏やかな顔に戻っていった。よかったと、ぼくは思った。

桜咲くころ

「いつごろまで生きられますか?」と患者さん。沈黙するぼく。「桜、見えますか?」。「ええ」とぼく。根拠はない。見えたらいい、と心底思うだけ。「だったらいいです」と患者さん。桜は不思議な花、日本人にとって死を両替にできる花。暮らしの中に根ざし、溢れる思い出として心の深いところに残る。日本に桜がなかったら、日本人に桜がなかったら、土手や公園や校庭や道端、こんなところに、と思う空き家の庭に桜がなかったら、寂しい。

葉っぱが出て、毛虫が這い出すと、始末がかないませんと見捨てられる。真夏はうなだれた葉に蟬の声。秋の紅葉が再び人の目を引き、葉を落とし、白い雪をかむる。開花、一分咲きも三分も、五分咲きもいい。蜂の巣のようになる満開もいい。そこを過ぎて散っていく桜も日本人の心性には合う。一瞬のうちに、生死を私たちに見せつける。私たちは桜の生死を受け止め、心に残す。

「空の桜、咲きましたか?」。以前に勤めていた病院の八階に息を切らせやってきた老人がいたのを思い出した。桜は地、と思っていたのに空? と思った。「咲きましたな、久松山《きゅうしょうざん》の頂上の桜」。久松山は鳥取県庁の裏にある標高二六四メートルの里山。老人は、窓から顔を出し見上げた。山頂は薄桃色。いや桜色。

「桜まで生きれそうですね」と先日、往診先で八〇歳のがんの末期の女性がおっしゃった。居間のベッドから袋川が見える。その向こうの土手が桜の古木並木。「きれいですよー。見に来て下さいね、無料」と笑われた。

桜は語らずして日本人を励まし、たくまずして生の一日にこうべを垂れさす。どの桜も私の桜、誰もがそう思うことを桜は拒まない。桜共同体、不思議な花。

落ち着く胃

食べること、このことはいのちの原点の一つ。生命が終焉を迎えても、生き物であるヒトはなんとか食べようとする。固形物が食べられなくなっても、何かを吸おうとする。「いのちのスープ」はそんな時、ヒトを支える。診療所の厨房スタッフに、「いのちのスープ」学校に通ってもらった。主宰者は辰巳芳子さん。その時の縁あって、時々電話でのやりとりがある。

辰巳さんは料理人でもあるが名文家でもある。忘れられない言葉に「食べつかせる」がある。結核を病み、真夏で食もおとろえたころ、辰巳さんのお母さんの浜子さんはアワビのやわらか煮のにぎりと、酢どりしょうがの細巻きを作った。それなら食べられ、辰巳さんはそれをきっかけに他のものも食べられるようになった。このことを「食べつかせる」と言うと本にあった。大切な言葉として胸のうちに留めている。

先日、死が近くにあると思われる人への食事について尋ねた。ぬく飯もいいなどと話して下さった後で、サツマイモをあったかく料理するのもいいですね、とおっしゃった。「サツマイモは胃にやさしいし、胃を落ち着かせるでしょ」と続いた。結語に納得した。五臓六腑のはらわたが落ち着くと、心は落ち着く。

食べ吐き、という病的な現象が広がる。とりあえずは摂食障害という病名が付けられている。原因も多彩、治療は困難を極める。現代病と言っていいだろう。ここからは推論。幼少時、あったかいものでおなかを落ち着かせるチャンスを、さまざまな理由でつかみそこねたのではないだろうか。いや、そんな簡素なことではないのは承知。落ち着く間もなく食べ吐くのを、胃はどんな気持ちで見つめているのだろう。

皆がギリギリ

七年前に、五二歳の宅配便屋の運転手さんが左手足が動かしにくいと受診した。脳梗塞だった。治療薬の外来点滴で改善していった。治ると来なくなった。五年が経った。同じ人が同じ訴えで来た。総合病院に紹介。軽い脳梗塞だったが、わがまま自主退院していかれたと、主治医の返事に書かれてあった。桜の満開宣言があったつい先日の土曜日、同じその人が両足が腫れると、娘に車椅子を押してもらってやってきた。

医者にかかるとお金がいるので、どっこにも行かず家にいた、とのこと。検査すると著しい貧血に胸水貯留。調べると便も黒っぽい。消化器の腫瘍のチェックも必要だ。即座にした胃カメラに腫瘍なし、潰瘍のみ。何が原因の貧血か。とりあえず輸血はいる。治療費はかかる。生活保護は受けておられんし、どうなんだろう。「悩みます。女房のアルバイトで食わせてもらって。生きとってええんかどうか」と溜息をつき、無精髭《ぶしょうひげ》をなでる。娘さんも非正規社員で収入が安定していないようだ。

土曜日の夜、血液検査の結果がFAXで入ってきた。血中の尿素窒素もクレアチニンも異常な高値。透析について検討しないといけない腎不全だ。足のむくみも著しい貧血も胸水も、静かに進行した慢性腎不全なら説明がつく。

月曜日の朝一番、奥さんに車椅子を押してもらって、彼は来た。「総合病院にかかるお金がない」とポツリ。ホテルの掃除婦、回転寿司屋さん、ゴミ収集の助手などのバイトでやりくりしてきた奥さんが「あんた、どうするうう」とポツリ。間があって、「今さら治って生きても、迷惑だし」とポツリ。間があって、「うちが、働くだがあ」。

皆がギリギリを生きる。人に言えないギリギリと向き合い、ギリギリを生きる。

日向ぼっこ

現代人の私たちは、いつも時間に追われている。月曜日からあれしてこれして、金曜日の夕方で解放されると思いきや、土曜、日曜さえ、あれやこれやが入り交じる。もっとゆっくり、もっとゆったり、と言う声が何かに追われている。私自身もそんな時間の虜《とりこ》の真只中にいる気がする。

急に、田舎で過ごした子どものころを思い出す。五歳のころ、幼稚園の先生に嘘をつく。「母が、今日は鳥取市の駅前のデパートに行くから、早引きしてきなさい、と言いました」。先生は許可してくれた。友だち三人も同じ嘘をついて幼稚園を脱出。登園途中にある知り合いの農家のおばさんに預かってもらっていた弁当を返してもらって、畦道《あぜみち》走って、原っぱに出た。四人ともおかしくて、面白くて、「やったあ」と笑いころげて弁当を食べた。

草の上に寝ころんで空を見上げたような気がする。雲が動いていくのを見たような気がする。田んぼの一角に干し草が積んであって、その上に飛び込んだ。干し草の日の匂いが体を包んだ。あたたかで、初めてだったのに懐かしい匂いだ、と思った気がする。あの時、時間に追われていない自分がいた。

先日、がんの末期を家で過ごす八五歳の農家の女性の家に往診した。いつも、敷いた布団の上で「いいですよ、食べれました」と弱々しい声。ある日の往診で不思議な光景を見た。彼女は縁側の椅子に座って日向ぼっこをしていた。「気持ちいいですよ」とやさしい笑顔。レースのカーテン越しに春の日のやわらかな日射しが、彼女を照らしていた。死の前であってもゆったりとした時間、追われることのない、誰にも邪魔されることのない、穏やかな懐かしい時間、が流れていた。

緊急地震速報

春の日の朝の五時半、枕元の携帯電話がうなり出した。見ると、「緊急地震速報」と画面に出ている。来るんだ、と思った瞬間、グラグラと揺れた。近所の小学校から「ただ今、地震が発生しました。警戒して下さい」と有線放送が流れる。続くかおさまるか、どうなるのか、どうすればいいか。神戸・淡路の地震や東北のことが頭をよぎる。揺れはおさまってくれた。

人はそれぞれだなあ、と思う。「今朝の揺れ、びっくりしましたね」「町中の一斉放送、あれはいい」「あれで震度三ですか、五かと思った」。

飼ってる犬たちが騒ぎ出して、気が付いたという人もいたし、犬の散歩で地面を歩いてたのにつゆ知らず、帰ってテレビで初めて知ったという人もいた。外来に来た患者さんの中には「携帯が鳴って、夫は慌てて起きて布団を飛び出し、私を置いて家を飛び出しました。あの人はああいう人です」と言う人もいた。携帯電話なんかいらない派の人は、「ちょっと揺れましたよね」くらいの反応で、かえってそっちの方がよかったたか、と考えさせられた。

がんの末期を家で過ごしている若い男性の枕元でも速報が携帯に入った。男性は病気で食欲がなくなり体重が減少し、一歩一歩がやっとの人。リビングの簡易ベッドに男性が横たわり、その下に奥さんが添い寝。珍しいことに、「私もここで寝る」とこの春高校に入学したばかりの娘さんも布団を持ってきた。

親子三人、水入らずで迎えた朝の揺れ。三つの携帯が同時に反応した。娘さんは大事にあらず、と即再入眠。「ゆれたなあ」と弱々しく男性。「どうしようかと思いました。大柄で重い主人、どうやって運び出せばいいのだろうって。私はほかのことも、あれやこれや考えてました」。気丈にご主人を励まし支える奥さんを、私たちはどう支えればいいか。

亭主が一番

「一番は?」なんてことは聞いちゃいけない。「一番じゃなく、オンリーワン、君だけ」でないといけないとSMAPの歌で学んだはずなのに、「一番好きな食べ物は?」「一番好きな人は?」「一番話し合いたい人は?」「一番頼りになる人は?」「一番の一番の一番は?」と一番を連発して、事態は変わらないのを知っていて、「一番は?」と繰り返す。

家で最後を迎える、ザックリ言うと家で死を迎える、そういう人とその家族を支えるシステム、プログラムのことを「在宅ホスピス」と言う。欧米では広がっているが、欧米よりは家族のつながりは強いと思う日本では、ようやくその動きが始まったばかり。「在宅ホスピスをよろしく」という紹介状が最近ポツンポツンと届く。今のところ、がんの人に限られている。

紹介状と地図を持って、初めての家を訪ねる。どの家も全部違う。それぞれの雰囲気がある。七二歳の女性宅。「初めまして」とあいさつする。無表情、口唇は乾いている。横にご主人と息子さん、少し緊張顔。「いかがですか?」無言。「痛み、あります?」「ないです」と返事。よかった、声が出て。全身がむくんでる。点滴の量が多いのかも知れない。おなかを押さえると、「痛い!」と。転移巣のよう。

「家、いいですか?」「はい、懐かしい」。よかった。あれこれ聞いて、また過《あやま》ちの問いを口にした。「一番誰が好きですか?」「息子」。「一番誰が頼りになりますか?」で、ちょっと間があき、「亭主!」と部屋中に響いた。思わず笑った。ぼくも同行のナースも息子さんも。「結婚して初めてです、亭主と言われたの」。すると患者さんも亭主さんも同時に笑いだした。部屋がなごんだ。一番も、たまには助けになるんだあ。

ネクタイ

ぼくには、ネクタイをする習慣が育たなかった。デパートやお店でネクタイを買うということがない。やむをえず式に参列する時にするくらい。首が締まるのが苦手なのだろう。縛られるのが嫌いで、つながれるのに抵抗したく、拘束から脱走したいのだろう。

でもネクタイが好き、という人はある。お洒落《しゃれ》のポイントをネクタイで決め、それがよく似合う人もある。七三歳の元高校教師の方がいた。がんの末期を家で過ごし、死も家でとご本人が決めていた。意味のない延命処置はやめて欲しい、痛みや苦しみは少なくして欲しい、とはっきりと口にされていた。ネクタイが好きで、何本も持っていた。二階の書斎の一角から、遠方に日本海が見え、クラシック音楽を愛し、読書して過ごされた。静かな時間。

病状は進み二階に上がれなくなった。一階のリビングに用意された介護用のベッドに横になった。長男は東京の会社のバリバリの中堅、滅多なことでは帰省できない。娘さんは神戸、ご主人の協力があって長期の介護を母と続けた。不思議なことにフィンランド人のご夫妻が、よくベッドサイドにいて話しかけていた、

亡くなった。妹さんを含めた家族全員と友人夫妻がベッドを囲んだ。五人の女たちは温かいタオルで体を拭き、好きだったワイシャツ、背広に着替えさえ、髪をといた。手持ちぶさたの三人の男(長男、娘ムコ、友人)に仕事が与えられた。ネクタイを締める。シックなネクタイ。自分のと違い他人のネクタイは難しい。ああでもないこうでもない。長男がギュッと締めた。「にいさん、きつくない？息できる？」とムコ殿。「まっ、もういいか」と友人。場の緊迫感がほどけ、皆が笑う。わが家にもそんな時のネクタイ、あったかなあ？

日の匂い

連休の最後の日、眼鏡のレンズがはずれた。いきつけのメガネ屋に行った。自分では直せなかったのに、あっ、という間の早技。「なぜ早い?」と聞くと、「メガネ屋ですから」。直った眼鏡を掛け、二階の部屋で読書してると窓の向こうでうねるように動くものがあった。眼鏡をはずして遠くを見ると、里山の新緑だ。海の中で海藻がうねるように、山の雑木林が春の風で揺れていた。

いい季節だ。冬を越した木々たちが新しい葉を出していく。いのちがみなぎる。里山の一年を思い浮かべた。葉たちは梅雨を迎え、夏を迎え、ぶ厚く、大きくなっていく。花を咲かせる木々もある。いのちはいい。秋には山は赤や黄色に変わっていく。実をつける木々もある。秋深まり、木々から葉は落ちていく、いのちの終わりのように。冬、山はまた色を変える。白。いのちは終わったままかのよう。三月、枯れ枝に新芽が出る。山はほんわかの薄いピンクに変わる。コブシや山桜が咲き始める。これはついこの間のこと。終わったいのちは再生する。生死を繰り返し、山の木々は成長する。と思ったところで、春の日射しに誘われた。そうだ、布団を干そう。ベランダに干した。

午後、往診先で中心静脈に細いカテーテルを入れた。帰り、町をツバメが飛んでるのに出会った。ツバメの巣作りが始まる。そんな季節が巡ってきたか。再び部屋に戻って新緑に囲まれて、読書の続きをしたり、手紙を書いたりして、人並みのゴールデンウィークを過ごした。一つのことに集中するとほかのことを忘れる。いくつかせねばならぬことが思い浮かんだ。あれとこれとあれ。急ぐこと、少し先のこと、いろいろあった。どれからしよう。そうだ、干した布団、しまうのを忘れるところだった。ふんわりとしてあったか。日の匂いがした。

「俺、いけるよなあ」

人ってすごいな、と思う。本人だって、そんな言葉が自分から出てくるなんて思いもしなかっただろう。

四〇代のがんの終末期の男性。突然の発病、発見。詳しい説明を総合病院で受けた。根治的な治療法はもうなかった。冷静には聞けない。奇跡を信じたい、希望を持ちたい。誰だってそうだ。

小まめな対症療法をすることになる。痛みにモルヒネ系の薬、だるさ、食欲不振にステロイド。活気が戻る、食欲も。ラーメンにコロッケにハンバーグに餃子《ぎょうざ》、が食べたくなる。食べられた、でも数口。時にひと口。抗がん剤は飲んでいる。でもなんだか治っていく気がしない。トイレや風呂までが歩けなくなる。座ることさえひと苦労。こんなこと今までに一度もなかった。

往診と訪問看護が始まって五〇日が経ったころ、診療を終え帰ろうとするぼくの目を捉えて、彼が問いかける。「先生、俺、いけるよなあ」。彼の目はすわっている。嘘を拒む目。「いつまでがいい？夏？　クリスマス？」「そんなんかあ」「夏も難しいかなあ」「だめかあ」「どれくらいがいい？」「八〇歳」。

背をさする妻に、「知っとった？」と問う。呼吸が早くなる。「ううん、でもがんばろう」。間があき、「ママ、ごめんな」。中二の一人息子に向かって、「な、お前、ママのこと頼むぞ」。涙を浮かべ息子は頷《うなず》く。「ママ、ありがとう。最後のとき、ママの腕に抱かれて終わりたい」。

黄疸《おうだん》も出てきて、一〇日後の五月の夕方四時過ぎ、いよいよの時が来た。「アリガト、アリガト」。家族の一人一人の手を取り、医療者の一人一人の手を取り、彼はそう言った。「センセ、オワリニサセテ」。彼の望み通りに、奥さんが背中側から彼を抱きかかえた。夕方、死は来た。

死の前に彼が放った言葉と表情に、ひれ伏す。

「ひる」の世界

がんになって、ひと通りの治療を終えて、最後の日々を家で過ごし、そこに医者や看護師や、そのほかの医療者が支援していくシステムを、在宅ホスピスと呼ぶ。多死社会を迎え、死の場所についても考えないといけない時代となった。家を最期のすみかとする選択も大切になってきた。

「家がええ」と八〇歳の肺がんの男性が希望しているという。さっそく入院中の病院で、病院のスタッフと退院後のお世話をする診療所のスタッフで連携検討会を開いた。患者さんの連れ合い、娘も同席する。介護用ベッドは手配済み、痰の吸引の練習をおばあちゃんにしてもらうこと、二人暮らしだけど、娘さんが毎晩顔が出せること、家は市内からは一〇キロ離れた農村地帯、などと説明を受ける。

退院が決まった。初めての集落に行くのは新鮮だ。ツバメが飛び交う。その中の初めての家を訪れるのも新鮮だ。同じ家はない。どの家もそれぞれに独特、味がある。「おじゃまです。診療所ですー」と言ったかと思うと足はもう部屋の中。わぁ〜、広い畑や田んぼが目の前に広がる。おばあちゃんの顔が、病院のときと違ってくつろぎ顔。患者さんも穏やかで、似合いの浴衣姿できれいな顔。「夕べ、ゴロゴロ言うので痰、初めて取ったりましたらようけ取れて」とまるで農作物の収穫みたいで誇らしげ。

最近はスマホ大の超音波診断装置があって、それで胸水穿刺《せんし》も安全にできて、ゼロゼロは少し減った。翌日、訪問看護師におばあちゃんが言った言葉で皆が笑った。「しっこがでんと思っとりましたら、朝、オシメにようけひっとりました」。「ひる」は獣《けもの》用語。農村は自然の場。自然の場で人間は動物に戻れる。在宅ホスピスの醍醐味の一端。「ひる」の一語で、皆が、家、その人、その家族を身近に受け止められた。そこから在宅ホスピスが始まる。

おおいなるもの

どんな病院でも、がんの末期の人の対応には苦労している。そう思って一九年前、困っている症例を持ち寄り、話し合おうと鳥取の東部の病院に呼び掛けた。初回からぼくの役割は、「死」について語れるゲストを一人、全国から探してくることだった。見つければ、あとは聞く側の席に座っておればよかった。今年は違った。症例を発表する側に立つことになってしまった。

これは大変。七分間で発表し終わらねばならない。一分前に黄色のランプが灯り、時間が来ると赤いランプが灯り、終了せよ、になる。まるでイエローカードとレッドカード。パワーポイント用の原稿を作って自分の部屋でリハーサルしてみた。三〇分もかかった。まずいわ、とカットカットしてみたが二五分かかる。七分が遠くにかすんだ。担当者に連絡を取ると、「症例発表が少なく少々延びて構いませんから」と。少々？

演題は「在宅ホスピスへの回帰」。言いたかったことは、家が出産、育児、食、教育、排泄処理、老い、死、葬儀を外へ放る時代となった。それでいいのか、が一つ。もう一つは、在宅で死を看取るとはどういうことなのか、だった。見たこともない縄文時代のころを思い浮かべた。今より深く死を家で看取ったのではないかと想像した。

今、医療者は、家で、患者と家族だけに対応しておればよいと思うかも知れない。でもきっと、家は別の物に包まれてる。窓を開ければ風、屋根の上に宇宙。家の中に流れた無窮の時間、住んできた人の魂。別の言葉で言うと「家の神」が家々の周りにあるのではないか。さらに別の言葉で言うと、何かおおいなるものに包まれているのではないか。私たちが向き合いたいものは、患者さん家族、そしてその「おおいなるもの」ではないかと言いたかった。二〇分以上もかかってしまったのに、何か言い切れなかった。

ホウの木の花

星野道夫写真展が終わった。夫人の直子さんが、よく私たちのような素人集団に大切な写真たちを貸して下さった、と感謝した。よかったことはいろいろあった。市内の高校生が団体(と言っても九名)で来てくれたり、別の高校の新聞部員がやってきて「自転車ぶらりご近所旅」というかわら版に、生き生きした感想を書いて発行してくれた。この町に感動する力が残っていると知って、嬉しかった。

写真が運び込まれる前に、建ってから二五年も経つ「こぶし館」を、皆で大掃除できたのもよかった。親子二人の大工さんがトンテンカンテン、一年半かけて建てたセミナーハウスだが、雑巾で窓や床を拭きながら、人間の思いや悩みを越えて、ドーンと存在する木造の建築物の底深さを感じた。それゆえに、いのち懸けでいのちを追っかけ、四三歳の若さで他界した写真家の世界を受け止め得たのだろうと思った。

写真を迎えるに当たって気にしたのは、一つは壁だった。外壁も内壁も、漆喰《しっくい》だが色褪せ汚れていた。知り合いの左官屋さんに応急処置をしてもらった。もう一つは入口の看板だった。漆の色が妙に黒く汚れていて、削り直して改めて塗って、と依頼した。八三歳になった大工さんが言った。「あの時、栗や欅《けやき》を使い果たし、看板には朴《ホウ》の木しか残ってなかった。栗や欅と朴とは漆の相性が違う」。へえーと言うか、ほう、と思った。知人を紹介され塗り直してもらうと味が出た。

写真展が終了して、写真たちが帰っていき、元の「こぶし館」に戻った。大切な旅をさせてもらった気がした。

終わって日曜の夕方、裏山を散歩した。六月の裏山に白い花が見えた。一つはヤマボウシ、もう一つはエゴの木、そしてもう一つが朴の木だった。たくさん咲いた朴の白い花を見たら、玄関の看板のことを思い出した。

ハーモニカを吹く

二階の自室になぜだかハーモニカがある。本を読んだり、原稿を書いたり、考え事をしてる合間についハーモニカを手に取る。どの曲を吹くということはなく、とりあえず吹いて音を出す。するとそのうちに曲になっていく。

講演に呼ばれる時も、話と話の段落のような時に、口直しのような気持ちでハーモニカを吹くことがある。話の内容とどこかで響き合う曲を吹くこともある。季節の曲を選ぶこともある。講演だから話の内容が勝負なのに、「よかったですね、あのハーモニカ」と言われることがある。ガクンである。料理はいまいちだったが、箸休めがよかったと言われているようなもの。

当然のこと、ハーモニカは上手ではない。講演会場でもう一人のゲストに言われることがある。「決してプロのうまさなんか感じさせないところに、妙味がありますね」と、ある時女性心理学者。別の日には、「なんか悲しいような話のあと、哀愁あるハーモニカをチララと流して、上手くはないけどさあ、ジーンとくるよね」と詩人。また別の日、「徳永さんの下手なハーモニカって、いいですね。下手に吹くコツって何なんですか？」と露骨に哲学者。どれにもギャフン。もうコンビ組まない。でも、すがすがしい論評には異議なーし。やっぱ組もうっ。

一、二月は「野沢の氷とけそめて〜」や「早春賦」が好き。四月は「菜の花畠に〜」の「朧月夜《おぼろづきよ》」がつい出る、「夏の思い出」も。「アメイジンググレイス」はどの季節でも。「アニーローリー」や

「スワニー河」や「浜辺の歌」は定番みたいに吹いている。「浜辺の歌」は、鳥取の海が思い浮かんで特に好きだ。この季節だと、加藤登紀子さんの「さくらんぼの実る頃」を気が付くと吹いている。

夫婦げんか

田舎の家で、最期を迎える決心が着いた七八歳の悟《さとる》さん。血圧が下がり、痰がゴロゴロ、手足も冷たいと訪問看護師さん。診療所から一五キロ離れた村に車を飛ばした。「宇宙工芸」の看板がぶら下がる。上がると介護用ベッドに悟さん横たわり、ゴロゴロ。「牛乳飲ませてあげるとゴロゴロ。抱き起こすと、やむです」と奥さん。「やむと、冷たい牛乳、って。もうやめとこうって言っても聞かんで、けんかです」。手足も耳も鼻も冷たい。脈も触れにくい。命の限界はそこに来ている。

「牛乳飲みたいですか?」と耳元で聞いてみた。目があき、笑顔になって頷く。「冷たいの?」、もう一度笑顔で、頷く。昨晩泊って看病した長女が「私、持ってくる」と台所に走った。吸い呑みでひと口ゴックン。「おいしかった?」と妻。悟さん、頷く。そのあと、ゴロゴロ。奥さんがベッドに上がり悟さんを抱え、抱き起こす。ゴロゴロは消える。その時、下顎呼吸に変わった。そのままで、と奥さんに。死が近いことも伝えた。長女は手をしっかり握っていた。

「あんた、ごめんな、けんか口ばっかりで。もっとしてあげんといけんのに。ほんとで好きだったんよ」、奥さんは強く抱きしめる。「お父ちゃん、お父ちゃんありがとな、ほんとにありがとうー」と長女も顔をくっつけ、言葉を送る。訪問看護師の目に涙。午後の二時丁度。

抱えた悟さんをベッドにそおっと戻しながら、奥さんが言った。「総合病院にいたときは周りに気兼ねで、けんかもできんかった。主人も、私も、家に帰りたかった。帰ったら、元通り、気兼ねないけんかができた。けんかで仲良くなれた」。

在宅ホスピスがよい理由の一つに、気兼ねないけんかができる、を付け加えること、悟さん夫婦に教えてもらった。

目の力

同級生のカズさんが月に一回、外来診察室にやってくる。高血圧の薬を処方し、世間話を少し。でも先日は違った。「ケイ坊の葬式、出席してくれてありがとう」だった。同級生のケイ坊とカズは小学生からの仲良し。「出棺の前にチュウスケが号泣してな」と教えてくれた。チュウスケも同級生で、今は大阪のスポーツ新聞社の社長。同じく小学生からの仲良し。チュウスケが泣くなんて意外だったが、あいつやさしいからなあ、とも思った。同じく大阪で歯科医をしているヤスアキとこの三人が揃うと、夜が朝になる中国語(麻雀)研究会となった。医者のカバさん夫婦も列席してた。こうして同級生が他界していくようになる。「お互いさまだよ」、とカズ。カズにはどっかあったかいところがある。子どものころ、竹遊びをしていて竹先が目に刺さり、右目を失っていることが関係しているのか、いないのか。

カズの話を聞いて、同級生のみんなで笑ったことを思い出す。カズの息子が中学生の時、父兄参観日にカズが出向いた。学級崩壊という言葉が広がるころで、そのクラスも荒れていた。参観中に数人の男子生徒が声を荒らげ机を蹴り飛ばし廊下に出た。こりゃいかん、とカズも廊下に出た。「君らちょっと」と声を掛けた。「なにー、やっかましい」、カズは男子生徒たちに囲まれる。「なにーとはなんだ君ら」と言ってカズは奇怪な行動に出る。奴らの前で義眼をはずし、奴らに見せ、水で洗いもう一度目に戻した。男子生徒たちはドギモを抜かれ、「やべぇー」と、廊下を走り去った。その話を聞いて、同級生のぼくらは笑いこけ拍手喝采した。カズの義眼のことに触れるのは同級生と言えど、どこか気が引けていた。なのにこんなに明るく話題にされ、それを受け止められる日があろうとは思わなかった。荒れた中学生に感謝した。

減らして生きる

お客さんがやってくる。もてなす側は、あれもこれもと御馳走を作り、落ち度なきようと、気を巡らす。品数も多く、質もアップし、量もケチらず多めに。「おいしいーこの魚、やっぱり日本海。スイカにメロンにモモ、果物大好き。このジェラート、初めてー」。客人も断り切れず、讃辞を送り続け、食べ過ぎる。どれも半分で丁度よかったのに、が本音。だったら最初にそう言ってくれればよかったのに、がホストの本音。

似たようなことが医療の場でも生じる。わけあって自分の口で食べられなくなって、おなかから直接胃にチューブを入れて胃瘻《いろう》を作り、そこに液体になった栄養を注入するという場面がある。胃瘻栄養についてては、誰にでも実施するのではなく、注意深く検討することを日本老年医学会は提唱している。でもわけあって、実施せざるを得ないことがある。

その時のことである。必要カロリー、水分量から計算されて、相当量の注入を実施されていることが多い。もてなさねば、と医療者は思い、その思いが家族に伝えられる。水分は季節で調整するが、注入量を半分としてみる。多くの場合は、体調がよくなる。朝と夕の二回にすると、家族にゆとりが生まれる。本人の顔は明るくなる。

点滴の場合も同じ。もてなさなければと、老人で寝たきりであっても、かなりのカロリーを中心静脈に留置したポートから注入してある。心臓も腎臓も少し苦しい。思い切って半分量か三分の一量、時によってはもっと節約する。むくみが減り、ゴロゴロ言ってた痰も減る。これから生きていこうとする若い体と、そろそろ店をしまおうかとする体とは違う。双方にはそれぞれの流儀がある。減らしていくという養生訓は、高齢化社会、多死社会に生きる私たちにとって、大切な教えだ。

小児科医の涙

「泣かなくなったら医者を辞める」と言う小児科医の細谷亮太さんと二人で、長崎で開かれた研究会のひとコマを受け持った。前夜、ギリギリまで東京で別の研究会に参加していて、長崎入りが遅くなった奴を、眼鏡橋のたもとにある居酒屋で待った。奴は役者のような雰囲気で、雨のやんだ眼鏡型の二重橋の上に現れた。酒を飲みながら、肴《さかな》をつまみながら、当日午後の本番の打ち合わせを、と言いながら話は脱線した。ここで盛り上がってはいけない、当日に残しておこうと言いながら、当日触れそびれた話にこんなのがある。『いつもいいことさがし』(暮しの手帖社)という題の本が奴にはあって、どうしても心穏やかになれない臨床の日々に追われているぼくには、なぜそこまで肯定的に全てを捉えられるのか、という疑問が生まれていた。「いやあ、携帯電話は落とすわ、同級生にだまされるわ、職場でも腹立つことはあってえ、悪いこともいっぱい」と奴は穏やかに言う。でも悪いと思ったことにも、あとで必ず良いオマケがついてきたりする、と。奴は死んでゆく小児がんの子たちと出会った。その子たちと自分を一体化させてきた。その体験が奴の地下水。ぼくは酒の勢いでフト気付いた。「他には肯定を、己には否定を」。「そう」と奴。

当日の本番、打ち合わせ通り「シャボン玉」(野口雨情詞・中山晋平曲)を最後に歌った。奴が「シャボン玉消えた　飛ばずに消えた　生まれてすぐに　こわれて消えた　風　風　吹くな　シャボン玉飛ばそ」と思い出すように歌った。渋く味のあるいい声。

ぼくがもう一つジーンときたのは、最初の奴の話。去年(二〇一二年)の一二月二八日の聖路加国際病院の退職の日を写したＤＶＤ。奴が泣いていた。チャペルで、皆の前で。亡くなっていった子供たちに学んだことを語りながら、本当の顔で、人間の顔で、泣いていた。

涙が伝う

言葉はボールのように屈曲する。ほんとの気持ちって、なかなか言葉にしにくい。

「このままだと、こいつらに殺される」と六二歳の進行がんの男性は言う。強く生きてきた人の強い口調。海に行きたいと言えば海に、山に行きたいと言えば山へ家族に連れてってもらったのに。大阪の兄弟に会いたいと言えば大阪へ、全身転移で寝たきりに近い状態の彼を妻と娘が献身的に支えてきたのに。

「女房よ、いろいろ世話になったな、感謝する、と言うべき時が来た」と指導すると、「感謝せん、鬼嫁だ」と切り返す。「今までの我が道を行くぞ路線から、皆にすまんなあ～路線にチャンネルを変える時が来た」と指導し直すと「チャンネルは変えん。今ごろチャンネルあらせん」。

横にいた奥さんが、「田植えをした息子にようがんばったなあって、あんたの口から直《じか》に言ってやって、喜ぶ」と言うと、「言わん、そんなこと」。「仕事が遅いとか、稲の列がそろっとらんって言わずに。ぼくはお母さんや妹みたいに何もしてあげとらんって言っとった。あんたのひと言で救われる」と奥さんは続けた。

「わしゃあ店長だ。店長は店員がおはようございます、と言ったら、よしっ、だ。仕事終わって失礼します、と言ったら、よしっ、だ」と譲らない。死はもう近くに来ている。今まで、手術に抗がん剤に輸血にと闘ってきた。そのあとのしめくくりのような場面を今迎えている。この時にこそ、何か大切なひと言が彼の中から生まれないものか、と思った時男性はしゃべった。

「ありがとう、ちゃなこと言ってしまったら、悲しゅうなる。そんなこと言ってしまったら、悲しゅうなってわし泣いてしまう。そんな姿みせらせん。わしよう言わん」。男性の顔は崩れ、崩れた顔に涙が伝っていた。

夜の競走

約二十年間続いた鳥取緩和ケア研究会、今後どうしようと、宴会兼ねて幹事会開いた。いい話し合いができたな、と帰り道に思いながら、自転車をこいだ。診療所に着いたところで携帯が鳴った。訪問看護師から。病院を退院して一週間、家で調子よく過ごしていた八八歳の市兵《いちべえ》さんが、昼食後からゴロゴロ言って落ち着かない、と。誤嚥《ごえん》性肺炎だろう。前の日も、その日の往診の時も元気だったのに。このまま家で過ごすかどうか、早急の判断がいる。市兵さんには少し悪性の病気もある。

長男さんに電話を代わってもらった。A病院に入院か、B病院に入院か、このまま家か、それともぼくたちの診療所に入院か。この四つのどれであっても対応しようと思った。「A病院にお願いします」。電話を切ってさっそくA病院に電話した。「受けます」と快い返事。すぐに紹介状を書き、救急車の手配をしようと思った。

救急車が先に着き、医者が遅れるのもバツが悪い。紹介状をFAXで送り、それから一一九番、出発はこっちが先、と決めた。「はい、職人町ですね、向かわせます」と一一九番。白衣着て、紹介状をポケットに入れ、夜の町を自転車で現場に向かった。猛スピード。すぐに後ろから「ピーポー」の音がした。早えー、と思った。負けるな、とペダルに力を入れた。みるみる赤い光が追いついてくる。

現場は、前に見えるビデオ屋を左に曲って二〇〇メートル。もう少しのとこで抜かれた。残念。ピーポーは細い道で、立ち往生している。チャンスだ。自転車は小回りが利く。逆転なるか、ペダルに力が入る。結局は救急車が先。負けた。救急隊員が中に入った。二〇秒遅れてぼくも。市兵さんの顔色が朝と違っていた。息子さんにも説明。しばらくして、ピーポーはA病院へ出発。息子さんも訪問看護師もあとを追う。ぼくは見送る。敗北した選手の気持ちで、見送る。

ソノさんの生理

老人のための施設があちこちに建っていく。自分で身の回りのことができる人のお世話をする施設を「ケアハウス」と呼ぶ。九五歳のソノさんがケアハウスに入所して五年。がんになった。施設の人とも仲良しで、時々輸血すれば日常は同じように過ごせ、老人車(高齢者用手押し車)を押して歩ける。

「人生で一番嬉しかった思い出は?」と、往診の日に尋ねてみた。歯は自分の歯が二〇本もある。目は見にくくなったとおっしゃるが耳はいい。「そうでございますね、嬉しいこと、たくさんあって忘れますね」と答える。すぐ、「そう、私はちょっとしたことにびっくりする子で、すぐフラフラとなったんです。稲妻見てもナメクジ見てもフラッと倒れたんです」。なんだか目がキラキラしてきた。

「そしたら父親が、これ飲めと言ったんです。マムシを切り裂いて、骨を焼酎に漬けたのがあのころみんなの家にありましたから」。へえーと思った。万能置き薬だったんかあ。「ほんのちょっと口にしましたらびっくりしました、その匂いと味に。急にフラフラッとしまして倒れてしまって、アハハ」。こちらも話に引き込まれ、情景が浮かび、笑う。

「小学六年、いや高等小学校一年の時でしたか、出血してパンツを汚したんです。そうしましたら母親が、痔という病気もあるが多分それは生理、というものだと言うんです」。ソノさんが発音した言葉は新鮮だった。「明日から男の子といっしょに遊んではなりません、って。わたくしびっくりしまして、フラフラとして。男の子と遊んではいけない病気って何だろう、と思ったんです」。

　また情景が浮かび、笑うというよりある種の感動を覚えた。「先生の質問の答えになってませんね」とソノさん。「いえいえ、答えを越えてますよ」とぼく。

スイカ

「なに食べる？　モモ？　スイカ？　ブドウ？」。仕事帰りの長男ががんの末期の六四歳の母に、やさしく聞く。「ス、イ、カ」。「買ってくる」と息子。たまたま病室の前を通りかかったぼくは、「厨房にありますから」と長男に伝える。

　猛暑のこの夏、元気な人も口が渇く。黄疸が出て、食欲をなくした人にとっては、冷たい一滴のしずくは宝物。スイカには、懐かしく、甘い水分が貯蔵されている。厨房へ下りていった。

　子供のころ、スイカは夏の大御馳走。長屋の共同井戸にぽちゃん、と浮いていた。隣の家のスイカであっても、午後には数切れが皿に乗って届いた。ちょっと離れた町に、親戚の古い家があった。大きな家で、山から冷たい水が裏庭の貯水槽に流れていた。そこにスイカがぽちゃん、と浮いていた。おばさんが大きな包丁でバサッと切った。赤だったり、黄色だったり。鮮やかな色。おいしかった。おばさんち、お金持ちだったので扇風機が回っていた。

今ごろのスイカは、糖度一二度とか表示され、三日月みたいに並べられたり、もっと小さくカットされ、原形が不明で風情からは遠い。あのころ、他には甘いスイーツもないし、山水でゆっくり冷やす時間はあるし、スイカは生き生きしていた気がする。センター試験みたいに糖度を争うことはなかった。自分で決めればよかった。塩ふって、「うん、甘い」、それでよかった。

もらった大きなスイカの半分が厨房の冷蔵庫にあるはずだった。探したが見つからない。事務室の冷蔵庫だったか？　あった。病室にそのまんまを届けた。患者さんはベッドに腰掛けていた。看護師さんがスプーンで、真ん中のまっ赤で柔らかいところをすくった。「オイシイッー」。四さじで「もうイイヨ」。彼女の中に半世紀以上前の、田舎の光景が甦《よみがえ》ったように思えた。

「ようこそなあ、ようこそ」

鳥取市から西へ二五キロ行ったところに青谷《あおや》という町がある。そこから山側に走ると日置川《ひおきがわ》が流れ、山々の深緑に包まれるようにしてポツリポツリと集落がある。勝部《かちべ》という谷あいの群落があり、そこに廃校となった小学校を使う公民館がある。日本のあちこちにこんな自然があり、村があり家があるのを見て、不思議な安堵感が湧く。集会が始まる前に、時間があったので近くのお寺に参った。誰もいない真夏の静かな弥勒寺《みろくじ》。お寺も神社も日本の村々を守ってきた、いや、村の人々がお寺や神社を守ってきた、と教えられる。

会が始まった。これから、一年間に一六八万人が死を迎える多死社会が始まる。老いや死を人まかせにするんじゃなく、村の者同士で、自分自身で考えよう、と基調講演役のぼくは訴えた。家で六九歳のがんの末期のご主人を看取った農婦のTさんが、体験談をありのまま話して下さった。「痰の取り方を教えてあげる、と先生や看護師さんに言われ、ちょっとびびりましたが、耕耘機《こううんき》使うおなごにゃわけない言われ、やってみる気になりました」と会場を笑わせた。「一番嬉しかったのは、看護師さんが看病する者の気持ちをいつも尋ね、支えて下さったことだった」とも。

ぼくは、やるべき治療を終えたら、抗がん剤に執着せず、家で過ごすという選択肢もあると知って欲しいと言い、「そうだ、勝部に帰ろう」と思いついて欲しい、と伝えた。

その時は言いそびれたが、青谷は妙好人《みょうこうにん》の因幡《いなば》の源左《げんざ》の「ようこそ ようこそ」の町である。観光客に「いらっしゃい」という意味ではない。人生、誰もが辛さ、悲しみ、過酷さに出会い、それにもめげず、なんとか生き抜こうとしたり、穏やかに死に辿り着こうとする姿に、源左は「ほんになあ、ようこそなあ、ようこそ」と言ったんだ、と車の中で改めて思ってみた。

一〇〇均通い

外来ばなし。九〇歳のフキさん、にこっと笑って診察室に。元気そう。「今はどちらに住んでます?」「Bです」。一ヵ月ごとにA町の長男宅と、B村の長女宅に世話になる。AとBを行ったり来たり。今までの楽しみは、移動日に駅前のデパートに寄ること。見るだけショッピングを楽しんで、地下の喫茶コーナーでコーヒーを飲む。「おいしー、やっぱり一人のコーヒーが最高っ」。A町やB村に行く前はC通りで一人暮らしだった。こんな元気が続くならCのまんまでよかったのに、とぼく。「さあ」とフキさん。誰だって施設や子どもの家の世話にはなりたくない。一人でと思うのに、一人の限界を予感する。決断は遅くても早くてもいけない。その見極めが難しい。

一人暮らしは圧倒的に女性が多い。サキさんは八五歳。ご主人を八年前に亡くした。「いけません、一人は。朝から夜まで家で動かず、ひと言もしゃべらん日があります。自分の声忘れます」。で、近くのスーパーに行くのとご近所さんに茶菓子持参を日課にしてる。スーパーは、幅広の浅い階段を三階まで上がり下りする下肢のリハビリ。ご近所さんは、おしゃべりをして声帯のリハビリ。

八〇歳のトキさん、がんのご主人を家で看取って六年。毎日が手持ちぶさただった。そこに「一〇〇円均一ショップ」があちこちに開店となった。家に引きこもりがちだったトキさん、飛び出した。面白くて面白くて、来る日も来る日も一〇〇均通い。「飽きました。商品の位置まで覚えて」。

旦那さんを見送って、女性たち、いっとき苦労から解放される。でも、悲しく、寂しくなる。虚しくなる。虚しさのあと、どんな一日を作っていけるか。生きてると、宿題が終わることはない。「放念学」の単位を修得する日まで、学校通いは続いていく。

タクシー運転手

豪雨が二日続いた九月の日曜の夜、診療所から携帯に電話が入った。三八度に発熱した患者さんが受診を希望されているとのこと。晩酌のお酒が抜け切っていない。タクシーを呼んだ。服を着替えたところでピンポーン。意外と早くタクシーが着いた。「あっ、先生」と迎えにきた運転手さん。「えっ」と顔を見直した。「ミナミです、ミナミの息子です」。そうだ、南信一さんの長男さんだ。南さんはがんで、寝たきりになって在宅療養中。往診と訪問看護にうちの診療所が伺っている。息子さんがタクシー運転手ってことは知っていた。でも「どうぞ」と言われ、乗客になってみて感じた。ほんとだ、タクシー運転手だ。「大雨、降りましたねえ」とこちらから声を掛けた。「きのうはすごかったですね、今日も。先ほどから小降りに」。と静かな応答。家で父君の病状、予後や余命のことを話しても、動揺なし。嘆いたりする姿もなし。「お世話になりますね」、と穏やかな対応。車に乗っても同じだった。「夜勤者と交代寸前の時、の電話でした。先生の仕事も大変ですね」。父君の話は、お互いしなかった。

患者さんは、雨なのにクーラーをつけっ放しで夜になって熱が出てきた、と。点滴をし、薬を処方した。

帰りのタクシーを呼んだ。すぐに来た。「どうも」、と診療所の花見巡りなどで協力してくれる東《ひがし》さん。「雨、やみましたねえ」と東さんが声を掛ける。「あれから何年になりますかねえ」とぼく。東さんが、県外の一人暮らしの同僚を連れてきたことがある。がんの末期だった。入院した。病気はゆっくりと進行。家族は来ない。ティッシュ、紙オムツ、ゼリー、ヨーグルト、モモ。買ってきたのは東さん。声を掛け、手を握ってくれたりした。「あれから八年になります」と東さん。「もう、そんなに」とぼく。

今、輪になる

鳥は風を瞬時に捉える。方角は北、もっと強くなどと風に命じることはない。今、ここの、この風を捉える。ヒマラヤを越えるツルも、アンデスを飛翔するコンドルも。

臨床で働いていると、それに似た場面に出会うことがある。

六二歳のがんの末期の女性。ご主人を半年前に難病で亡くされている。転移した肝臓が日ごとに大きくなる。左下肢の麻痺が進む。死のことは承知されている。「盆に、大阪から来る孫娘に浴衣を着せてあげたい。それが済んだら月末に入院して、三泊四日ぐらいで逝きたい」と明るい顔。彼女のスケジュール通りに事は進み、入院。マンションに同居していた息子さん夫婦が日常の世話をし、時々、大阪の娘さんが孫娘と車で来る。病状は一日ごとに進む。黄疸も強くなる。口は渇き、氷片だけが彼女を支える。体の衰弱は止まらない。

九月になった。日曜日、ぼくは病室に入る。息子夫婦と娘と孫娘がいた。彼女は、昼下がり、特殊風呂(寝たまま入れる風呂)に入れてもらい、大好きなアイスコーヒーを飲み終えたところだった。さわやかな顔で「先生、どっちもよかった。そろそろ逝かせて下さい」。病室を出た直後に気付いた。全員が揃っている、そうだ全員でカンファランスルームで話し合おう、と思った。

ナースとぼくの合計六人がテーブルで輪になった。「母の意志通りに。二年半、そばで見てきて、がんばったと思います」と息子、迷わず。「寂しいですけどね」と娘さん。「生きてて欲しい、大好きだから。でもおばあちゃんの立場になったら、楽にしてあげたい気も」と孫娘は泣く。皆が自分の感じたことを話す。深刻なことを話し合っているのに、場にあったかいものが流れていた。

　今、ここで、このこと、を捉える鳥になることを、臨床で働く私たちは求められることがある。

ペットボトル

　思いがないと、思いがけないことは生まれない。思いって、暗く冷たい広大な宇宙の素粒子。そこからあったかいものが生まれたり、そこからあったかい道ができたりする。

「お母さん、なんとかならないかなあ」、と末っ子の娘さんは思っていた。お母さんは六一歳。がんの末期で食欲はないし、息切れがするし、胸が痛い。病気が見つかってからずっと二人で闘った。抗がん剤も受けたし、副作用とも闘った。「何か食べられないかなあ、痛み取れないかなあ」。娘さんから看護師に、心配声で電話が何度もかかる。「痛がる」「台所でころんだ」「三日便が出てないんです」「朝も昼も食べない」「夜寝ないで昼寝てる」。医者のぼくには、「大丈夫」を連発せずに全てを受け止めながら話を聞く力がないが、看護師にはある。

　看護師は海の近い村に何度も車を飛ばし、家族と話し合い、介護用ベッドや訪問入浴の手配をしてくる。一つ発見がある。医療者と患者さんは赤の他人、にもかかわらず生死に関わる大切なことを分かち合わねばならない。出会って一週間のうちに、どれだけ頻繁にお互いが会い、話し、接触し、悩み合い工夫し合うかで、成否の道は分かれるということだ。一概には言えないけれど。

お母さんに熱が出た。娘さん慌てる。タライの氷水につけたタオルを絞って額に、までは自分でできる。「空のペットボトルに水を入れ冷凍庫に、それをタオルでくるんで両方の脇の下に」、と看護師が手作り解熱剤を教える。「簡単！」と娘さん嬉しそう。お母さんトイレに行けなくなり、オムツに。陰部をきれいにしてあげたい。「ペットボトルのフタに千枚通しで穴を六ヵ所作って」、と看護師さん。「お母さん、あったかいお湯できれいになってるよ」。母と娘の顔が明るくなる。

思うと、道ってできていく。

「惚れたのは私」

普段の外来診察。まずは体重測定、それから食欲ありますか？　お通じは？　夜は眠れますか？　などと聞く。腰が痛い、めまいがする、夜中におしっこに何度も起きる、などの訴えがある。暑かった夏が終わって、朝晩の気温がぐんと下がると咽頭炎を起こしやすくなる。いわゆるかぜ。副鼻腔炎もかなり多い。かぜは、うがいや頸部を冷やさず何かで覆うだけでも予防になる。職場のストレス、家の中の問題、社会状況などからゆううつな気分を抱える人は多い。

患者さんに聞いた方がいいこと、聞かない方がいいこと、いろいろある。普段は聞かないけど、ある日の外来、つい聞いてしまったことがある。二年前奥さんをがんで亡くして、肩を落とし、プンとアルコールの臭いをさせてやってきた男性に。稲刈りが終わったというのに嬉しそうではない。「何しても精がない」としょんぼり。「結局は、奥さんに惚れとったんですか？」。急に顔を上げ、「だ」

と少し笑む。〈惚れる〉は〈love（愛する）〉よりほんわかとしたあったかさがある。広辞苑には、①ぼんやりする、放心する。②呆《ぼ》ける。③心を奪われるまでに異性を慕う、とある。「だ」、ともう一回。

次に診察室に入ってきた八〇歳の女性に「結局、どちらが惚れてたんですか？」と聞いてみた。「先生、今日はこの路線？」と看護師。去年ご主人を見送った元教員の方である。「結局、二人とも、惚れてはなかったんじゃないでしょうか」、と冷静なジャッジ。

次の清楚な女性は二〇年前にひと回り年上の旦那さんを亡くしておられ、最近物忘れが強くなってきた。「惚れていたのは私だと思います。主人が結婚しよう、と言った時、考えさせて下さいと言わず私すぐにハイッ、て言ったんです」。目が輝いた。認知症は吹っ飛んだ。広辞苑の②が消え、はっきりと③が甦った。

在宅うたうたい

がんの末期であっても、難病であっても家で過ごそうとしている人たちを、ぼくらの診療所は支えようとしている。四人のボーカルグループ、デュークエイセスに最近仲間入りした大須賀ひできさんが、鳥取のお寺さんの招きでやってきた。在宅治療をしている家に行き、ギターを弾きながら、その患者さんに歌うという試みに、賛同して下さった。ご自身も、最近お母さんをがんで亡くされていた。音楽療法という言葉は、「緩和ケア学」の中に存在しているが、在宅音楽療法という言葉は、いまだ未開拓の分野だ。

木犀《もくせい》の香りが漂う秋の日曜の午前、マンションの八階のおうちにお邪魔した。窓が開け放たれ、澄んだ秋空にすじ雲をバックに、長年神経難病でベッドに寝たきりの女性を前に歌が始まった。声が、言葉が、音が、耳だけでなく目で、鼻で、肌で響く。

「距離感がホールなんかと全然違いますね。妻、学生時代、音楽好きでピアノ弾いてて、歌うのも大好きでした」と旦那さんが言うと、「じゃあ、次はペギー葉山さんの〈学生時代〉にしましょうか」と流しのギター屋さんの大須賀さん、憎い選曲。いつも無表情なのに、口を大きく開き、泣くような笑うような顔の女性。こんな笑顔、滅多にない。

次に訪れたのは、がんの浸潤《しんじゅん》で両下肢麻痺の男性。そこで最後に歌ったのが「みかんの花咲く丘」(加藤省吾作詞・海沼實作曲)だった。「歌」って不思議。スーとズシーンと心に響く。「いつか来た丘、母さんと」で始まる歌である。丘で島を見ていると、やさしかったお母さんのことを思い出す、と大須賀さんしんみりと歌った。

男性は八年前、がんの母さんに尽くし看病に明け暮れた。自分の病状も承知。いろんな思いが巡ったのだろう、溢れる涙を拭き拭き、「ありがとう、ありがとう」とうたうたいと握手していた。

「なあ」と「ねえ」

「ようこそ」と「ようこそなあ」とは意味も違うが、もっと違う何かがある。響きも違うが、「なあ」には何かが隠れている。「なあ」にも短く終わる、「あの子、足速いなあ、一着なったなあ」もあるが、長い「あの子もお母さん亡《の》うしてから、寂しそうだなあ〜」の場合の「なあ」。語り手の気持ちの入り方、が異なる。

「なあ」は方言なのかもしれんなあ、と思って辞書を見ると「感嘆の意を表す」とあって、終助詞と書いてあった。「なあ、君」とか「なあ、そうだよね」のように、頭に使う「なあ」は感動詞、と書いてあった。「なあ」と似てる言葉は「ねえ」だろうか。「ねえ、君」。

「嬉しいねえ」と「嬉しいなあ」、「悲しいねえ」と「悲しいなあ」、「冬だねえ」と「冬だなあ」、どう違うのだろう。都会だと「ねえ」派が多い。いや、京都なら「悲しゅうおすなあ」、大阪なら「悲しいでんなあ」とすると、「ねえ」派は東京、「なあ」派は関西や地方だろうか。

言葉だけの問題ではなく、声の高さ、表情、仕草が関与するので一概には言えないし、両方とも相手の気持ちを受け止める時に使うのだが、「なあ」は「ねえ」より共感性が深い、と思う。「ね」と「な」の前に「ん」が入って受け止め、「んね」、「んな」と頷き、まず肯定する。次に「え」を放つか「あ」を放つかで違ってくる。「あ」は「え」より遠い空と自分自身に向かって放つことができるのではないか。飛距離が違う。でも「辛いねえ」と「辛いなあ」、他者との距離は、「なあ」が「ねえ」より逆に近い。

「ようこそなあ」は「ようこそねえ」にはない響きを持つ。妙好人源左は「なあ〜、ようこそなあ〜」と終助詞で始め、人々の気持ちを汲んだ。

「なあ」はどうやらあったかい終助詞のようだ。

けちらん花束

一〇月初旬の昼休み、受付カウンターに花束を持った女性の後姿が見えた。振り返って、「あっ、先生」。「今日は?」「母の命日で」「何年になりますか?」「九年です」。

九年前だった。郊外の県営住宅の四階のおうちにぼくらは通っていた。患者さんは七二歳で小腸の悪性腫瘍。大きな腫瘤《しゅりゅう》を形成し、皮膚へ浸潤し、自壊していった。痛みも強かったが、自壊部からの分泌物の量が半端なく、ぶっ厚いガーゼを日に何度も替えた。訪問看護師といっしょに処置を手伝ったのは小学五年生の孫娘さん。患者さんは娘と三人の孫と暮らしていた。娘さんは三人を育てるために働いて、昼間は留守。小五の孫娘が一番早く家に帰る。友だちの「あっそぼ」を断って、戦場ナースの役割を担《にな》った。分泌が多い時は、習った処置を一人でやり遂げた。小五で、大きな創《きず》の処置ができるんだ、と驚いたことを思い出す。

患者さんは亡くなった。名古屋から息子さんが駆けつけた。「お世話になりました」。「簡素な葬式を」と「でも花はけちらんで」が患者さんの遺言だった。通夜のお弁当を受け持ち看護師が届けた。翌日、知り合いの葬儀屋さんに棺を格安で分けてもらった。棺は狭い階段で回らず、皆で患者さんを抱きかかえ、階段を下り、階下の棺へ移した。花が患者さんを囲んだ。そのまま往診車で霊場に向かった。なぜだろう、何がだろう、皆がこの人たちの助けになりたいと思ったのは。

「あの娘さん、今、どうしてる?」と聞いてみた。「老人施設で介護福祉士やってます」。よかった。

娘さんが届けてくれたのは、吾亦紅《われもこう》とリンドウの、けっちらん花束。食堂で昼飯を食べていると、受け持ち看護師に会えて帰っていくところだった。「あなたは今はどうしてるの?」と聞いてみた。「再婚しました」「そう」。よかった、と思った。

機内の即興詩

山形の庄内平野は鳥取平野より広い。田に白い群れが点在していた。サギでもなく鶴でもなく白鳥だった。シベリアからやってきて、ドジョウでもミミズでもなく、稲穂を食べていた。落穂拾い。あんなにたくさん飛来するんだ、しかも毎年。台風の影響で月山《がっさん》や鳥海山《ちょうかいさん》は見えず、残念。

小児科医の細谷亮太さんと二人で「いのちフォーラム」の巡業をしている。山形は細谷さんの故郷、鳥取はぼくの故郷。使ってはいけない言葉で言うと「裏日本仲間」。一〇月下旬、山形にやってきてくれたゲストは「のはらうた」で小学生に人気の工藤直子さんとシンガーソングライターの新沢さん、バイオリン弾きの斎藤さん。詩人の谷川俊太郎さんも参加して下さった。

心に残った話の一つに、工藤さんの息子さんのことがあった。息子さんで漫画家の松本大洋さんが五歳のころの話。「ぼく死ぬのがこわい」と大洋さんが泣き出した。慌てて直子さん、「死なないよ」とさとした。「でも、お母さんが死ぬ」と。慌てて「し、死なない」と応戦した。「でもおばあちゃん、死ぬ」と来た。そりゃあ死ぬかも知れんなあと思ったが「死なん」と言い切った。「でも、恐竜は全部死んじゃった」と詰められた。「た、確かに」と工藤さん。結局はみーんなが死ぬんだ、と工藤さん息子さんを抱いた。涙は止まった。

谷川さんには朝日新聞に連載されていた「こころ」の最後の詩「そのあと」を朗読してもらい、会は終わった。

帰りの飛行機は、羽田まで谷川さんといっしょ。「いい会だったね、でも裏方さん大変だったね」。あっ、裏って使っていいんだ。「ちょっと浮かんだの、今」と、詩人は飛行機の中で小声で言った。「内緒声／背は裏／表は腹／それ聞いて／背が腹立てた」。裏も表もいっしょにいるんだ。機内の即興詩、思わず笑った。

「点滴いりません」

救急車のおかげ、点滴のおかげ、ということは日常よくある。江戸時代や縄文時代や石器時代の人はどう凌《しの》いでいたか。苦しく、無念だったろうと現代人のぼくらは、勝手に思ってみる。果たしてそうだろうか。

診療所に電話が掛かる。

「熱が出ている九二歳の母、点滴はせんと言ってるんですが、救急車で行っていいでしょうか?」。こちらから出向くと伝えた。母は西の県境近くの老人施設に入所中。今まで、体に異変が生じると併設の病院に入院。そこで点滴してもらうと治り、施設に戻る。それを一〇回以上繰り返すと、人生がいやになった。「点滴はせん。あの施設には帰らん、家で死にたい」。家は西部の山あいの古民家、誰もいない。鳥取に嫁いだ娘が母を引き受け、あの電話。

往診すると三八度。少し脱水。「夕べまではお粥、三分の一食べたんですが」と娘さん。点滴をした方がいい、抗生剤も、と思って耳元で大きな声で尋ねた。九二歳の女性、大きく首を横に振る。娘さん、戸惑い顔。「自分の意見は昔からはっきりした人でした」。説得の余地のない大きな横振り、それも大切な選択と察した。氷を使って冷やすこと、小児用の解熱剤の座薬の使用、水分補給などについて説明し、定期的に看護師さんに訪問してもらうことにした。

一週後に娘さんから、緊急の電話。駆けつけると、女性は深い、深い眠りについていた。「昼の一時、顔を拭いてやって、そのあと家のことといろいろして四時、紙オムツ替えようとしたら、手が冷たくなって息が止まってたんです」。

生きてると医療に近づかねばならない時もある。同時に医療から離れた方がいい時もある。それでいいのではないだろうか。「あっ、ここ、あったかい」。娘さん、お母さんのおなかの上に、手を置いて泣いていた。

「おーい、おーい」

いろんな老人施設が生まれている。昔だと、そこで肺炎や心不全、がんの末期などになると、救急車で総合病院に運んだ。死は病院にあり、老人施設にはなかった。その流れが徐々に変化してきている。老人施設での看取り、全国的にも増えているようだ。場合によってはその方が納得しやすい死となる。結局は人間と人間の関わり。施設の職員さんとの間に家族的な関係が生まれるということはある。職員さんも、入所している人を他人と思わず、親しみのある人と思ってみてあげて欲しい。限られた時間、限られた空間でのこと、と割り切りながらでいいと思う。

初冬の日、「息が止まっているようです」と、ある老人施設から電話が入って、夜中の零時、訪問ナースと向かった。七〇歳の女性は、亡くなっていた。その施設では初めての看取り。息子さんの住む家は遠方の谷の村。到着までに時間がかかる。ラウンジで待っていると、「おーい、おーい」と大きな声が隣の部屋から漏れてきた。死が分かったのか。

「どうしました?」と真暗な部屋に入ってみた。「ヒモほどいて」。室内灯の点灯のためのヒモがベッド柵にくくってあった。「どなたさん?」と不審そうな顔。往診に来た医者、と答えた。雑談した。その人の家はぼくが小学生のころ住んでいた村の近くだった。「花御所柿《はなごしょがき》が有名ですね」「そう」「奥の村で作っている別の種類の柿は?」と聞いてみた。「西条柿」、当たった。しっかりされている。「お仕事は?」と聞くと、「昔は、小学校の先生」。楽しかったそうだ。若いころの写真があった。「いい顔されてる」「いやー、若いだけ」。四方山話《よもやまばなし》をしてると、隣の息子さんが到着。隣室に移り、お別れをしてもらった。「おーい、おーい」は束の間かもしれないが消え、静かなお別れになった。

梅干しさん

往診日、診療所を午前九時半過ぎに出発する。順番は大体決まっていて、その方が先方も都合がいい。欠点がある。最後に訪問する老人施設に入院しているソノさん、いつもお昼御飯の真最中なのだ。こちらもちょっと顔を見て、脈を診て、足の浮腫を見て、「すみません、すみません」と聴診して、そそくさと辞去しないと失礼になる気がする。そうだ、順番を変えよう。ソノさんを一番にして往診することにした。ゆっくりと診察できた。額にできた腫瘤が少しずつ大きくなっていた。施設の人とも話ができた。採血もゆっくりさせてもらえた。往診はこうじゃなくちゃあと、満足して次へと回った。

最後となった患者さん、いつもは早い時間に訪問する人。九〇歳の農婦のシノさん、病気は消化器がん。抗がん剤の内服を中止とし、ステロイド剤の少量服用を始めて、活気が戻ってきた。市街地から少し離れた農村地帯。調子よく回れたぞと思いながら辿り着いた。ピンポーンと玄関の呼び鈴を鳴らし、ツカツカとシノさんの部屋へ。「おじゃまでーす」とドアを開けると、ベッドの上、シノさんいない。「ああ、先生、すみません。台所です。お昼御飯です」とお嫁さん。しまった、あちらを立てればこちらが立たず、だ。「さあ、いっしょにどうぞ」と台所に通されてびっくり。ミニトマトの手作り味噌煮、小イチジクのワイン煮、カボチャの煮たの、焼き魚、栗おこわ、小カブのまびき菜煮、真赤な梅干し、焼きうどん。まるで総菜屋さんのよう。「梅はうちの果樹園に実ったのを私が塩だけで漬けたんですで、食べてみなんせえ」とシノさん活気あり。思わずひと口、うまい。箸止まらず、全品、ひと口ずつ。同行の看護師さんも「おいしいー」、箸止まらず。どつぼにはまったあと思ったが、梅干しさんに拾われた。

雑踏でひと息

人口の少ない町って好き。震災の前に東北の町々に行った時、山陰とは違う自然の広がり、奥行きの深さを知って、不思議に心が落ち着いていった。少ない人口って、いいこともたくさんある。人口の多い都会には、きっと暮らせない。四季折々の表情も肌身で感じられないなんて。雪の季節をくぐり抜けて迎える早春、酷暑に耐えながら、岩場の黄色のキスゲを見ながら海につかる真夏。生きていくのに欠かせない。

そう思っているのに、先日、用があって東京に出かけた時のことだ。用事は無事に終わり、帰りの最終の飛行機まで時間があった。品川という駅には各種路線が入り交じり、駅はにぎやかだった、構内にも店がいくつも並んでいる。急ぎ足で通勤客たちが歩いている。人が渦。たまたま、喧噪の一角の一段高くなっているところに、ガラス張りでオープンカウンターのワインの立ち飲みコーナーを見つけた。「三〇分間、一五〇〇円」。簡単な、でも珍しそうなおつまみも並んでいる。係のイケメン男性にお金を払うと、あとはセルフサービス。冷たい白ワインが臓腑にしみる。隣で知らない人が飲んでいる。いかに生きるべきか、と考えた。答えはなかった。二杯目をついだ。人が往き来する都会の雑踏で、誰に気を遣うこともなく飲んだ。解放感を覚えた。なぜか心が落ち着いていく。人口の多い町が持っている不思議な魅力。

思い出した。診療所を始めて悪戦苦闘して四年が経ったころ、留守を守ってくれる医者が現れ、神戸に初めて出張に出掛けたことがある。その時、スタバに入った。席は道端にあり、真横を見知らぬ人々が次々と通っていった。雑踏の中で一人になり、ひと息したのを思い出した。心が落ち着くかどうか、人口が決めることではない、と知る。

白と黄

季節はそれぞれに色を持つ。

去年の暮れ、一二月二七日の金曜日と二八日の土曜日、白い雪が降った。往診先によっては三〇センチを越えた。翌日の日曜日は晴れ。あちこちで雪かきが始まっていた。午後一時、ぼくの診療所も職員四人で雪かき隊を結成。大通りに向かう白くなったくねくね道の除雪をする。轍《わだち》の下の雪は凍っていて、鋼製のスコップでないと雪が起きない。薬局の先生も加わって下さる。近所の若き兄さんも、黒い帽子と黒い皮ジャン、長靴姿に年季入りのスコップ片手に登場する。シャリシャリ、ガリガリ。「せーのー」と掛け声かけて、硬く重い板状の雪を道の端に積んでいく。体があったかくなる。ジャンパーを脱ぎ、その辺りの木の枝に引っかける。雪かき隊のメンバーは気が付けば八人。数は力だ。白一色の道に、アスファルトの黒の地面が現れる。「シャリシャリ」「ガリガリ」「せーのー」。黒の面積がだんだん広くなる。「休憩ー」と言って、ペットボトルに入ったジュースなどを配った。きのうの雪が嘘のように、冬の空が晴れている。

休憩は五分。またスコップの音が響く。大通りに出るまで、たった八〇メートルの道なのに二時間近くかかった。くねくね道は白から黒に変わった。

正月になった。二〇一四年、おめでとう。里の雪はほとんど融けた。あの雪かき、何だったんだろうと思った。五日の日は、またきれいな青空。庭の取り残した柚子《ゆず》が緑の葉の中に黄色く映えていた。地面の白を見下ろす雪かきから、青や緑の中の黄を見上げる柚子採りに変わった。高枝切り鋏《ばさみ》で、トゲだらけの枝の中の黄に迫る。これにも技がいる。あっ、と思ったら黄が地面に落ちた。あっ、途中の枝の繁みにまぎれる黄もある。あっ、黄がぽちゃんとそばの小さな川に落ちた。雪融け水の上を黄が流れていった。

「すんません」

雪が舞う一月の午後、いつもの往診へ。日は長くなり始めたものの、夕方の五時前には薄暗くなる。「おじゃまでーす。診療所ですー」と玄関の戸を引くと、「すんません、トイレです」と八三歳の鶴田ソラさん。ご主人が亡くなったのが一〇年前、茶と白のブチの小柄の老犬が亡くなったのが五年前、そこから一人暮らしが始まった。

「すんませんなあ、雪が降って」とソラさん介護用ベッドに座った。脈を診て、酸素濃度見て、聴診して血圧を測った。「血圧が一六〇もありますか、すんません。朝、薬は飲んだですのに」「ああ、すんませんなあ、ベッド入れたら狭うなって」「ああ、すんません、あかりつけんと」「あああ、すんません、電気ストーブ、スイッチ切ったままにして」。

空調機が故障して、電気屋さんに来てもらったそうだ。一八年前の商品で交換部品がない、新品を、とすすめられた。「ボーン、ボーン」と古時計が鳴った。「すんませんなあ、五分遅れとるです。主人が買ってきたんです」。

平均血糖値のチェックで採血しようとすると、「あっ冷たっ」とソラさん。思わず「すんませんなあ」がぼくの口から出た。「いえいえ、すんません、びっくりして」とソラさん。ちょっと世間話して、食べれてますかあ、と聞くと、「診療所の手作り弁当を届けてもらっとります、すんませんなあ」と言われ、あらあ、これまたこっちが「すんません」だわ。

帰ろうと立ち上がったら、「ああ、すんません、足の親指が痛うて」と靴下を脱ごうとされるが脱げず、看護師さんが手伝った。爪が食い込んでいた。鋏で切った。「すんません、きたない足で。あっ、楽になりましたわ」。

玄関戸を開けると外は暗くなり、雪が舞い込んだ。「すんませんなあ、遅うならせました」。

孫との距離

がんなどで末期を迎えた時、「家に帰りたい」という気持ちが湧く。そのことをやり遂げる人たちが増加している。力になりたいという看護師やヘルパー、ケアマネに病院の地域連携室のスタッフ、病院の主治医と引き受ける開業医の連携あってこそのことだ。

ただ、問題はいくつもある。在宅ホスピスは、まだ創設期でいろんな試行錯誤が必要な時期だ。問題の一つに、「家に帰る時期が遅れがちになる」、がある。患者さんの決意表明が遅れる、家族の決心に時間がかかる、医療者サイドに戸惑いが生まれる、など。

七〇歳の男性Jさんが、胆嚢がんのかなりの末期で家に帰ってこられた。家はうなぎの寝床のようで、玄関がタバコや小物の売り場になっている。そこを入って家に上がり突き当たりを左に曲ってすぐを右に行くと、Jさんの部屋があった。酸素吸入・点滴・吸引器・介護のベッド、痛みコントロールの持続皮下注射などを設置させてもらった。病状は急速に進んだ。出血傾向が全身に生じて日に日に厳しくなった。体は火山に似て、予想外の破綻を見せることがある。問題と思ったのは次のようなことだ。

Jさんには可愛い中学生の孫息子がいた。Jさんとは大の仲良しだったのに、弱ってうなり声を出す姿を見て、Jさんに近づくことができなくなった。看護師が入室した時だけゲーム機を片手に入った。二日間般若《はんにゃ》のような顔になり、在宅九日目で亡くなった。死後の丁寧なエンゼルケアが終わるころ、鬼のような顔が、福の神のような顔に生まれ変わった。「おじいちゃん」、孫息子は福の神のJさんの手を握った。恐かったんだなあ。

もう少し穏やかなころに家に帰れたら、Jさんと孫息子の距離は離されずに済んだのかも知れない、と思った。家に帰る時期、大切な宿題だ。

救急隊員の一礼

「救急隊から電話でーす」。慢性呼吸不全で在宅酸素療法をしている七五歳のNさんがデイサービスで入浴中に倒れた。「心肺停止状態ですが、どこに搬送しましょうか?」「うちで引き受けます」と答えた。Nさんは二〇年前に肺がんの手術を総合病院で受け、その時以来担当させてもらっている。トイレで用を足すだけで著しい呼吸困難を生じる。基礎疾患の間質性肺炎が進行し、血中の酸素濃度は正常人の半分。なのに気分は倍明るく、「大丈夫」の連発。心肺停止、ありうることだった。

処置室で待った。連絡を受け、奥さんがやってきて、号泣している。救急車到着。若い四人の隊員が心マッサージと、気管内に挿管したチューブにバックで空気を送りながら処置室に入ってきた。心電図モニターに脈が写っている。心停止じゃない。「車内で心マ中、脈が戻ってきました」と真剣に若い隊員。血管確保し、強心剤、ステロイド剤を指示した。自発呼吸は戻らないが、触れてなかった脈が触れ始めた。これなら総合病院の集中治療室がいい、と判断した。「どうぞ」と旧知の勤務医が引き受けてくれ、Nさんは再び救急車に戻った。出発しようとすると、心拍が急速に落ちる。再び脈は触れない。決心した。ぼくの診療所の病室で看取ろう。奥さんも、到着した娘さんも「それがいい、ここがいい」。健闘してくれた若い隊員に代わって病室で私たちが心マと人工呼吸をした。静かに全てが終わっていった。孫娘も来た。Nさんは家族に囲まれた。

抜管した。看護師がお別れのお酒と綿花を用意した。「ごめんね、じいちゃん」と孫娘。「ご苦労さん」と娘。残っていた一人の若き救急隊員にお別れをお願いした。初めてとのこと。手袋と帽子を取り、口を拭き、深々と一礼した救急隊員の後姿が、尊く見えた。

動詞たち

生命が限界に近づいた時、人は何を求めるか、何をしたがるか。体の状態にもよるが、いくつかの動詞を求める。「旅したい」「ドライブに行きたい」「自転車乗りたい」「歩きたい」。「立ちたい」もある。足底と地の接触を求める。「背さすって」と掌《てのひら》と皮膚の接触を求める。「風呂に入りたいなあ」も日本人ならでは。お湯と日常の接触、を越えて温かいお湯で体が包まれることを人は希望する。はるか昔の、羊水浮遊時代の疑似体験を求めるかのように。

「食べたい」は、体力や気力が残っている時に出現する。生命を維持する動物として生きてきたから、当然で自然な動詞。思いはあっても思うようには食べられない。命との別れを直感させる、大切な動詞の停止。「水、氷」を求める。食べるから飲む、飲むから舌が触るへ。「踊りたい」「歌いたい」「泳ぎたい」などはあまり言わない。「嗅ぐ」や「聞く」は強くは求めないとしても、気配り次第で心地よい動詞になりうる。「匂い」や「音」は人を包む。体と同時に心をも包む。

「見たい」、と生命に限りを覚えた患者さんが言うことがある。「大山《だいせん》が見たい」。胃がんの末期の七〇歳の女性。助手席を倒し、ご主人が運転された。「見れました、大山」。「日本海が見たい」と言った渡船業の六〇歳の男性もいた。友人の小船に乗せてもらって、鳥取砂丘を一周し、うねる海を見た。初夏の光を浴び、「海はいい」とひと言。

見るって、大変で大切な動詞。生命の中心にある動詞。失明しても失われ難い動詞だと思う。もう少しで、桜を見るころを迎える。

オンリー、リスニング

医学生だったころの同級生から、テープから起こした原稿が届いた。一八年前に彼に呼ばれて、福岡でぼくが話した講演をワープロで打ってくれていた。話し言葉がそのまま読める文章になる人もいるが、ぼくの話は主語と述語が散乱して、活字にすると文章として成立しない。彼は苦労して、読める文章に繕って送ってくれた。自分がした講演を活字で読むことほど辛く、恥ずかしいことはない。でも今回は読めた。理由の一つは一八年もの時間が経過していたこと、もう一つはタイトルが気に入ったこと。さらにもう一つ、勤務医時代の患者さんの姿が急に思い浮かび、自分の考えや行動って、変わらないんだ、と気付いたことなどがあった。

あっ、最後まで校正原稿を読み切れた理由がもう一つあった。講演の中に、忘れてしまっていた大切なことが書かれていた。「聴く」、ということについて。勤務医のころ、ワシントンにホスピスツアーで出かけた。その時、向こうのホスピス専門ナースに、「上手なコミュニケーションのコツ、内緒で一つだけ教えて」と頼むと、「日本で言わないでね、内緒よ」とウィンクして、ひと言。「only listening(ただ、聴くだけ)」。その場面を思い出した。

それに続いて、故河合隼雄さんの、「日本で一番優れた臨床心理士は、ほー、の一語しか言わない」という言葉も記してあったし、「どうしたらそのような態度が身についていくのでしょう?」と精神科医の笠原嘉《みよし》先生に聞いた時の返答も書いてあった。「毎日、患者さんの前で、三分間ひと言も言わない練習をすることです」。腕立て伏せの練習のように、つい口が出そうになっても言葉を慎む三分間の練習。さぼってたなあ、と思い出した。タイトルは「患者さんの万華鏡」。久しぶりに見るいい題、と思った。

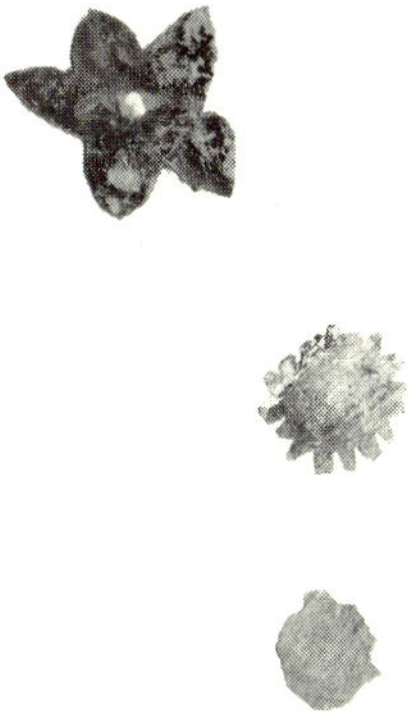

III

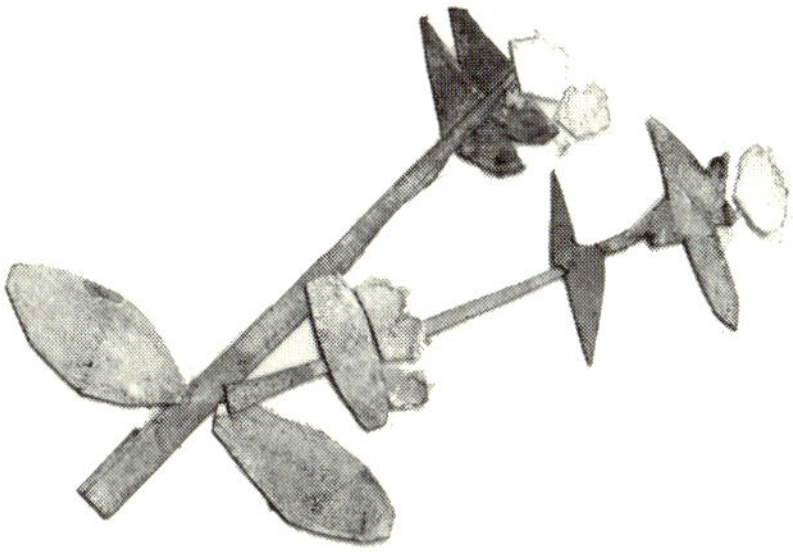

ぬく飯

あつい食べ物とあったかい食べ物は違う。あつあつのラーメン、あちあちの鉄板焼き、あつあつの炊き立てご飯と、あつさが落ちついたきつねうどんのだし汁、温野菜、ぬく飯とは違う。あつい食べ物はふうふうと吹きながら、急いで食べるからおいしい。あったかい食べ物は、容れ物を両手に持って、その温かさを手に感じながら、ゆっくりと口に運び、その味を口唇、舌、頬粘膜に感じながらごっくん、と味わうからおいしい。あつあつの食べ物は、急いで胃を通り過ぎ、小腸へ移動してる、と医者ともあろうものが非科学的な想像をしてみる。あったかい食べ物は、胃にやさしく納まっている気がする。

若く、いや年を重ねても、元気な時はあつい食べ物が好まれるし、似合ってる。寒い日は特に。老いたり、病んだり、あるいはこの世からの旅立ちの用意が必要なころになると、あったかい食べ物の方が好まれるし、似合っている。ふうっー、ふうっー、と吹くことさえ相当な体力、生命力がいる。あったかい食べ物ならふうふうなんかしなくていい。そっと食べればいい。あったかさがじんわりと、体に広がる。

ほっとするあったかい食べ物、あったかい飲み物って何だろう。食べ物ならおでんか。飲み物なら、砂糖を入れたあったかいミルクティーや、あったかい焙《ほう》じ茶か。あついおでんもおいしいが、おでんはあったかさが似合う。あったかいみそ汁もいい。あったかいポタージュスープ、コンソメスープ、オニオンスープも体が温まる。あったかいおイモさんも、あったかいブタマンさんも、あったかいお粥さんも温まる。嚥下《えんげ》する力が残っている人には、炊き立てから少し時間を置いたぬく飯に、梅干しか紫蘇《しそ》刻みか、海苔のつくだ煮を乗せるのが似合う。それらは体を温かくし、体もそれらを温かく包む。

夜中の地震

入院ベッドがある有床診療所で働いているので、時々当直がある。一二号室の咲さんは、八〇歳で乳がんの終盤期を過ごしている。元々は在宅で過ごすことを望んでおられたが、認知症症状を生じ、家族も少し疲れたというので、一週間のお預かり入院となった。家族に休息をという意味の、レスパイト入院。

乳がんは、がんの中では、長期生存の可能性が他のがんに比べると高い。スピードの速い場合もあるが、骨に転移したあとものんびりと経過する場合もある。咲さんも、骨や皮膚に転移・浸潤《しんじゅん》があるのに穏やかに経過してきた。最近は、家にいるのに「ここはお寺。家に帰りたい」と言ったり、「ほらガラスのコップの中で子供たちが遊んでいるでしょ」とレビー小体型認知症を生じ、そちらの方ががんを追い越していく。老弱も加わり、寝たきりになられた。

昼間はウトウトしているのに、夜になると目が覚めゴソゴソされる。夜一〇時を回ったので、「これ、飲んどきましょうか?」といつもの睡眠薬を二個渡す。「いりません、あなたがどうぞ」と押し返された。困った。当直医としては、咲さんに夜は寝て欲しい。「じゃあ一個ずつに」と言うと、「それならいいですよ」、だった。「お茶はいや、ヨーグルトで」と冷蔵庫を指差す。スプーンで口元に運ぶと、ごっくんとして、「おいしい、あなたも」と咲さん。同じスプーンでいいのか、と迷ったが、ペロリとなめてみた。なかなかおいしい。そうだ睡眠薬を半分にしてヨーグルトに混ぜよう。すると罪悪感が湧いた。「おいしい」。罪悪感が余計に増す。ぼくの分の睡眠薬も混ぜた。「おいしい」。罪悪感さらに増す。

夜中二時すぎ、診療所がグラグラッと揺れた。瀬戸内海震源の地震だった。一二号室に行ってみると、咲さん、寝息たてていた。

桜療法

この冬、鳥取は雪が少なかった。多いと苦労もするが、少ないと春を迎えた喜びも少ない。鳥取気質か。今年桜の開花は三月二七日。早過ぎー、雪が少なかったからかあ、と少ない雪を逆恨《さかうら》み。ピカピカの小学一年生の入学式に桜なかったら気の毒だあ、と余計な心配まで。

桜並木の下を通って、さあ五人の往診。まずは八〇歳のF子さんち。「えっ、咲きましたか。今年は、桜見る気しません」。そうかあ、神経系難病で三〇年、寝たきりになって一年。どんな検査より、桜への関心喪失が、生命徴候を示している。九〇歳の元銀行員のNさんは「早う逝きたい、逝きたい」が口グセなのに、中庭越しに土手の桜並木の桜を見上げ、「咲きましたなあ、きれいだあ」と感概深そう。「あなた、逝きたい逝きたい言わずに、生きていくことにしましょうよ」と奥さん。二人暮らしの老々介護。中庭の白木蓮《はくもくれん》もきれい。

まだ六〇歳、なのに引きこもり歴二〇年強のSさん。「桜？　咲いた？　見てもいいけどー」とナースに。何があっても引きこもりが一番だったのに。穴場の、人影の少ない狐川《きつねがわ》沿いの桜並木に車椅子で行くことに。「こりゃあすごい。桜って、何年振りだろう」と満面の笑顔。

「花見は嫌いです」と乳がんの八八歳のM子さん。いるんだ、日本人でも桜嫌いな人。「いえ、桜は大好き、お酒のんで騒ぐ花見が嫌いなの」。なんだ、そうか。一人暮らしの九〇歳のC子さん、暗い顔で「全身が痛い、体中がしんどい」と一〇年間変わらぬ訴え。このごろほぼ寝たきり。手を取り、体を支え、やっと五〇センチ四方の土間に立てた。アルミ戸を開けた途端、隣のアパートの向こうの土手の桜が目に飛び込んだ。「あっ桜、よかった、見えて」。桜って、桜療法と呼びたい治癒力、隠し持っている。

まかす

自分で決めないといけない時ってある。決められない時も。場面や状況で、違う。

夕方の七時過ぎ、診療所の電話が鳴った。「初めて電話かけます」、と女性の声。手術不能のがんを抱えるご主人が発熱し、痰がゴロゴロいう、と困った様子。二人暮らしで、ご主人九一歳、奥さん八七歳。家は久松山《きゅうしょうざん》の山麓、だと。一五分後に玄関のピンポーンを押した。「どうぞ」と杖をついて奥さんがゆっくりと出てこられた。ご主人は洋間のベッドの上で、額にタオルを乗せていた。息が早い、熱は高い、指で測る酸素濃度は低い。呼吸音に雑音が交じる。「入院しましょう」とぼくは決めた。救急隊に電話した。奥さんに代わって入院に必要な物品を紙袋に詰めた。救急隊はすぐに到着。総合病院に向かった。

ひと月後、肺炎は治って無事退院された。がんの方はそのまま。以後、週に一回の往診と、週に二回の訪問看護をさせてもらうことになった。患者さんは、総合月刊誌を読む読書家。定年後に中国、マレーシアなどで農業指導のボランティアもされたそうだ。壁に、台所仕事をする婦人を描いた水彩画が飾ってあった。モデルは奥さん。上品な絵。描いたご主人の人柄が浮かんでくる。「施設じゃなく、家がいいなあ」と自分の気持ちをおっしゃる。穏やかな表情、声、物言い。さらに一ヵ月後、がんの症状は進んだ。食欲は落ち、下血を生じ、衰弱が進行した。「動物なら、食べなきゃ終わるでしょう。それでいいですよ。あとはみなさんにまかせます」。

自分が決めずに他にまかせる。至難の態度だと思う。私たちは「自分の意志」にこだわりすぎてきた。そのことが大切な場面もあるが、誰もが自分の意志が見えなくなる時だってある。「みなさんにまかせる、自然にまかせる」。このことをもう少し大切にした方がいい。

カエルさんの傘

野の花診療所が建ってる土地は、昔は雑草地。その一角にフキの群生地があった。高さは膝くらい、太さが人差し指くらい、葉っぱは直径四〇～五〇センチ。カエルさんには、大きな緑の傘。フキの煮物が好きで、建設工事が始まる前、鎌を右手に、左手でフキの茎の束を握って、バサリバサリと刈っていった。プーンとフキの匂いがした。

スーパーの店頭には、フキ五、六本で、二〇〇円くらいで並んでいたなと思いながら、ひとつかみ、ひとつかみ、もっと、もっとと刈っていった。皮算用で五〇〇〇円近く刈ってニヤッとした時、突然、ギクリッ、と腰に電気が走った。立とうにも立てない。右を向くとビーンと走り、左を向いてもビーンと走る。せっかくの収穫を前に、ギックリ腰で四つん這いになっているしかなかった。その後、店頭のフキを見るたびに、フキ畑でうずくまった時のことを思い出す。

群生というと、思い出す光景がほかにもある。岡山県境の三国山に登っている時だった。ブナ林に入って、頂上近くになると、山道のあちこちにスズコが群生していた。鉛筆のようにピョコピョコと顔出していた。ポッキンポッキンと折って収穫した。極小のタケノコ。味噌煮がおいしい。こんなところに群生してたんだ。

梅雨が始まるころにはミズブキが群生する。扇ノ山《おうぎのせん》の麓《ふもと》の山の村の人たちは、きれいな山の水が流れる岸辺に、ミズブキが群生するところを知っている。昔、内緒で教えてもらった。もう一度行って、水の音を聞きながら、ミズブキの群生に出会ってみたい。

群生という言葉はいい。自然のみなぎる力、協和する力を感じる。養殖漁業や、植林や稲作を代表とする農業なしに、人間の生活は成り立たない。それは承知だが、群生地の豊かさには、心色めき、心ときめいてしまう。

はま大根の花

診療所のラウンジで、久しぶりにお別れ会があった。亡くなったのは、七六歳の膵臓《すいぞう》がんのT子さん。近くのアパートで一人暮らしだった。

初めての訪問の時、びっくり。部屋は足の踏み場もないほどに散乱。皆で掃除した。一ヵ月後腹水が急に増え、診療所に入院してもらった。

お別れ会に参加したのは、北栄町《ほくえいちょう》から足繁く通ってくれたやさしい弟さん夫婦。あいさつで、「ひと言で言えない波乱の人生でした。いろんな人に迷惑をかけた人です。皆さんに大きく受け止めていただき、深く感謝です」。思い出した。一ヵ月前、考えられないことが起こった。がんを抱え、寝たきりと思ったT子さん、二階のアパートを抜け出しパチンコ屋に行った。帰りにつまずきころび、救急車呼んで総合病院に運ばれ、その日のうちにアパートに帰った。恥骨骨折。秘密にしていたが、病院からの紹介状でバレた。皆が彼女の底力にびっくり。「うち死にとうない、生きたい、生きたい」。

入院してからは全身の浮腫で、畳に下りたり、ベッドに上がったり、転々。痰がゴロゴロと出始めた。注射でなんとか眠り始めても何度も目覚めた。弟さんが、病室にいっしょに泊った。入院して五日目、死が訪れた。診療所でお通夜などで二日を過ごし、ラウンジでのお別れ会となった。

お別れ会に、見知らぬ女性が黒い服で参加していた。「アパートの大家です。T子さんはきれい好きで、アパートをわが家のように思って、庭に花を植え、美しく管理して下さいました。いい人でした」。意外な讃辞に皆びっくり。いいとこあったんだ。

棺に入れた花は、近くの川の川べりに群生しているはま大根とレンゲ。職員が両手いっぱい摘んできた。T子さん、野の花たちにこっぽりと包まれ、きれいな顔で旅立っていった。

ぎょうせん飴

「鮟鱇《あんこう》鍋が食いたい」と、がんの末期を家で過ごす患者さんが言う。八〇歳の、元々は無口な男性だ。「なんで、いま急に、ここで鮟鱇だろう」と奥さんは思案。鮟鱇鍋なんか、家でしたことなかった。考えても理由は見つからない。言った当人も、「なんで鮟鱇が思い浮かんだんだろう」と首をひねる。そうだネットで調べよう、と奥さん。市内の料理店を「鮟鱇」で検索した。あった。電話を掛けた。奥さん、予約を取った。娘との三人席。タクシーを呼んだ。患者さんの体力は春を迎えてから落ちてきている。外出着をなんとか着せて、さあベッドを離れようとした時、夫の足腰が弱くなったのをまざまざと見た。歩くどころか、立っていることも、立ち上がることさえもできなくなっていた。娘さんが、お持ち帰りにしてもらって家で鍋を作った。患者さん、ひと口、食べた。「なんで、鮟鱇なんて、思いついたんだろう」とポツリ。

何日か経過。「イナゴが食べたい」とポツリ。なんでイナゴなんだろうと奥さん。ネットを調べると「イナゴ甘露煮」がズラリと並んでいた。届いた甘露煮をひと口。「なんでイナゴ、思いついたんだろう」とポツリ。食べる力は日に日に落ちるのに、思い浮かぶ力は落ちない。

「鯨が食べてみたい」。具合が悪い、テレビで日本の調査捕鯨が批判されてる時なのに、と奥さん。そう言いながら近くのスーパーをそおっと見て回った。なかった。鯨は、出張先のデパ地下で鯨カツをぼくが見つけた。小片を二切れ買った。「なんで鯨だったんだろう」とポツリ。

次は「ぎょうせん飴食べてみたい」とポツリ。「なんで、ぎょうせん飴、思いついたんだろう」。砂糖は使わず、麦芽だけで作る琥珀色の水飴。鳥取では吉岡温泉地区で昔から作っている。娘さんが入手。ひと口なめた。「子どもの時の懐かしい味だ」とポツリ。

ほんのり、笑顔。

「家族ですから」

落ち着いた声で、「息が止まりました」と県営団地のC館七号室から電話が入った。八一歳の元中国残留の女性、王さんのお嫁さんからだった。車を飛ばした。四畳半の部屋の、ベッドの周りには数え切れない人の群れ。「まま、まま」と中国語で叫んでいた。亡くなっていた。この日を覚悟してと家族に伝えたのが一ヵ月半前、王さんも王さん一家もよくやった。お別れの水はオレンジジュース。「がんばったね」「ありがとう」。声を掛けながら次々にお別れのジュースを綿花にひたし口元に運んだ。用意した綿花がなくなる。綿花を半分の厚さに引きさき、数を増やした。総勢一八人が、ジュースの綿花でお別れをした。

思い出せば県営団地の七号室、いつ行っても王さんのベッドサイドには家族がいた。王さんは戦争中、中国に渡る。現地の人と結婚し、七人の子どもを産み、育てる。ご主人を病気で失って、経済的なこともあって、九年前に長男一家と日本に帰ってくる。追って娘さんたち一家も次々に日本に帰化してきた。いつの間にか、王さん一族が団地のあちらこちらに住むようになった。王さんが熱発《ねっぱつ》した、意識が遠のいた、息苦しそうだと言えば、あっという間に王さん一家が顔を揃えた。王さん、脳梗塞を繰り返し、誤嚥性肺炎を繰り返し、瀕死となった。皆は団地で看取ると決めた。亡くなる一ヵ月前ごろからは、ツバメが電線にチョコンと止まるようにベッドサイドに二、三人の人がチョコンと座っていた。交代で、ほぼ二四時間、合計三五名。

亡くなってしばらくして長男夫婦があいさつに見えた。その時、心熱き看病がなぜ可能だったのかと聞いてみた。「中国では、親や家族が病気になった時、助け合うのが普通です。だって、家族ですから」。答えの簡素さに、胸をつかれた。

恐れず学べ

「ほんとにお世話になりました。ありがたかったです」と三〇歳の息子さんがあいさつに見えた。亡くなったのは六三歳のお父さん。

四月下旬の日曜の午後、「三年前からがんで、食べれんようになった寝たきりの父、診てやって欲しい」とおろおろした顔で彼は訪ねてきた。すぐ訪問した。海岸沿いの道を左に曲ると、新緑の山に囲まれた集落があった。そこに町立集団住宅があって、その一角の一戸建て住宅の簡素なベッドにお父さんは寝ていた。散乱した部屋。

一週間は残っていないかも知れないと思った。飢餓、衰弱、るいそう（衰え、やせること）。「自分ではどう思います？」と尋ねると、弱々しく笑って指二本を立てた。「ニカゲツモタマイ」。町の小さな会社に勤めている息子さんが、一人で父を看取ることは難しい。診療所に入院してもらうことにした。夕方、息子さんは父を車に乗せてやってきた。病室に入ると、父も息子も安堵した顔に変わった。

どの家庭もいろんな問題を抱えている。息子さんは、父はよくない人だけど、見捨てられない、と言う。一〇年前に母と離婚。経済的な問題その他の事ごとが重なった。途方にくれてネットでこの診療所を探した、と。

翌朝、急変。血圧が下がり呼吸が止まった。当直ナースの咄嗟《とっさ》の処置でもち直した。息子は父のベッドの下の簡易畳の上に布団を敷いてもらって寝、朝、会社に出かけた。六日目の朝、お父さんは亡くなった。息子さんはゆっくりと死に着陸していく父を見た。

「嬉しかったです、看護師さんに父が風呂に入れてもらって。ぼくにも用意してもらって。それと、先生が、父はぼくのために、死んでいく人間の姿を見せてくれている、恐れず学べ、と言って下さったことです。そうなのだ、と思いました」といい顔で語った。「お礼が言いたくて来ました」、と。

二つの「切ない」

救急車が県の中部から、八〇歳の男性を運んできた。口内腫瘍からの出血で、身の置き場がないくらい苦しい。転々とされたが、局所の止血剤塗布や輸血などの効果で、翌日の午後には病状は落ち着いた。ただ、立てず、寝たきり。にもかかわらず、「家に帰りたい」とボソッ。「あがに苦しんで入れてもらって、もう帰るってか、あんた」と奥さんからはお叱り。仲悪いのかなあ。

夜中、廊下で男女の声がした。「おい、こっちとちがうか」「あんた、あっちだわ」。ご夫婦は病室にトイレがあるのに、病棟のトイレ探しの旅に出たようだ。背の高い患者さん、歩行もままならないと思ったのに、点滴台を支えにしっかりとした足取り。ふっくらしてしっかりものの奥さんの方が徘徊の先頭を切ってる。夜中の、妙な弥次さん喜多さん。人って分からないなあ。

翌日の夕方回診すると、二人は同じベッドに頭を並べていた。ナースが「ツクシンボウみたい」。夜中、患者さんの姿が一瞬見えない。布団の下で、奥さんのおなかに包まれるようにもぐり込んでいた。ナースが「カンガルーみたい」。仲がいい夫婦。やっぱり人って、分からないなあ。

病状は落ち着いた。患者さんが言った。「皆がきゅんきゅん言って切ないし、帰らせて欲しい」。退院を希望したのは分かるが、「きゅんきゅん」と、「切ない」が分からない。

「きゅんきゅん」は、次々に質問や意見を浴びせるように言うさま。「切ない」って何だろう。カンガルーの奥さんに問うてみた。「言いませんか、ああだこうだって、ほんに切ないって」「うるさい、ってこと?」「ま、そんなとこかな」。大切な人を亡くして心しめつけられる時の「切ない」はある。「うちらの方もそんな時にも使いますよ」と奥さん。方言ってなかなか分からない。「切ない」も意外だ。

うっかり、の死

京都の北に、修学院《しゅがくいん》離宮と曼殊院《まんしゅいん》の緑に囲まれた、大きなセミナーハウスがある。皆が語り合うことが平和の礎《いしずえ》と考えたドイツ人の作。そこで講演することになった。背の高い緑に包まれていた。生きること、死を迎えていくことなどを話した。二〇分間のコーヒーブレイクがあって、そのあと会場から感想、質問などがあった。看護学生、看護師、大学教授、医師、牧師。いろんな人がいてしっかりと自分の意見を述べられた。そこで「先生は、自分はどう死んでゆくと考えてますか?」と問われた。「はて」。目の前におられる患者さんの死について考えることはあっても、自分の死の有りようは、まず、戦場死ではないと言えるくらいで、次が言いにくい。「どんな死になっていくのか、今のところ分からない」と答えた。

会を終え、帰りの列車の中で、ふと思いついた光景があった。四〇年くらい前、偶然にある国会議員と隣同士で、山陰線の夜行列車のデッキに新聞紙を敷いて座ってた。列車は混んでいて自由席も指定席も空席はなかった。国会議員が新聞紙なのでおかしかった。野党の人柄のいい政治家だった。飛んでいく夜の空の星を眺めながら雑談をした。

彼ががんになり、市内の病院に入院した。見舞いに行くと、「ああ、わしついうっかりしとりまして、こんなになって」と言った。その言葉がすーと心に入ってきた。「死は予想しない形で生じる」と思った。

セミナーハウスでの質問の答えとして間に合わなかったが、どんな死がいいかと描いてみても、きっと死は、予想外の形で届けられる。自分の死の有りようを決めてみても叶わないことだろう。皆が予想外のこととして、死を遂げていかれた。どんな形の死も尊い。ぼくの死も、きっと予想外で、「ついうっかり」だろう。それでいいと思う。

つまずきの共有

がんを抱えて困っている患者さんに、医療者は何ができるのか。ボソボソッと話し合う「鳥取ターミナルケア研究会」を始めたのが二〇年前。多くの人たちが集まった。ここ数年は知識や設備の普及が進んだこともあってか、参加者は逆に減少し、この会も閉じる時期を迎えたかな、と思っていた。「閉じるのはもったいない、二〇回も続いている研究会は全国的にも珍しい」と、市立病院のO先生が言い、第二〇回鳥取緩和ケア研究会が五月下旬の日曜日の午後、鳥取市で開かれた。

うまくいった症例ではなく、困った症例、難しかった症例、板ばさみになった症例が提示された。おかしいものである。うまくいった症例は記憶に残りにくいが、他人がつまずいた症例は心に残る。臨床には兵士の響きがあり、発表者のつまずきが、どうしても他人事《ひとごと》には思えない。

施設入所の老人で老衰も進んでいる人が肺炎になった。救急病院に運ばれ、救急当直の医師が気管挿管した。本人も家族もそういう場合、何もしない、と決めていたのにどうしてかと詰め寄られたという例。六〇歳の男性がホスピス病棟で、一度効果があった抗がん剤をもう一度打って欲しいと希望され、スタッフの意見より本人の意志を尊重し施行し、一〇日後に亡くなった例。家で死にたいと望んでいた一人暮らしの男性、娘たち三人は県外。苦しくてコールセンターへのボタンを押すと救急車が来て、緩和ケア病棟へ運ばれ、望みが叶わなかった例。六〇代の腎盂《じんう》がんの女性は延命を望まなかったのに、夫は延命を望んだ。夫の気持ちが変わらず、異なる意志に悩んだ例。

私たちは、在宅に戻ればいつも全てがうまくいって〇か、と振り返ってみた。そうとは言えない場面がいくつもあったことを報告した。理由も考えてみた。例年になく、臨床の深さ、戸惑う医療者の姿に共感できるいい会だった。

因幡の麒麟獅子

桜が散ってしばらくすると、鳥取市や周辺の因幡《いなば》の村々の路地や野道で、鉦《しょう》や笛の音が響く。真赤な胴衣で、ワニのような口をした金色の獅子が舞っている。荘厳でもありユーモラスでもある。遠いところからやってきたゆったりとした時の流れ、心の流れ、世の摂理のようなものを踊り見せる。麒《き》麟《りん》獅子。麒麟は中国の伝説上の一角を持つ霊獣。動物園のキリン、アフリカのキリンとは異なる。獅子の横に赤い布で包まれた人が立っている。面も棒も赤。人の良さそうな顔。味がある。猩々《しょうじょう》と呼ぶ。そばに笛吹く人、鉦を打つ人。

六月の日曜日、鳥取県立博物館で「大麒麟獅子展」を見た。この舞が、江戸初期、因幡国鳥取藩初代藩主・池田光仲が鳥取市の樗谿《おうちだに》神社(現・鳥取東照宮)で始めたと知った。周辺の神社も独自の麒麟獅子を作り広がった。麒麟獅子の舞の面白さは何だろう。人智を越えるものに出会うこと、獣《けもの》が語ってくることだろう。赤でまとめ、笛、太鼓、鉦の懐かしい音で包んでいることだろう。稲作との間合いを考えて、立夏、小満《しょうまん》、芒種《ぼうしゅ》のころを選んで舞うことだろう。お参りをしてもらうだけでなく、人々の暮らしの場に神の方から出向いていることだろう。神の出前、神の往診。

そうだ、彼がいた。自分の村にあった麒麟獅子に魅せられ、舞を長老に習い、因幡の村々にあった眠れる獅子を起こし、舞を伝授していった情熱の男子が。獅子を外国にまで連れていった。明るい性格で、多くの人に好かれていた。五七歳でがんになり、最後まで村のわが家で過ごし、ぼくらの在宅支援チームを夫婦で頼ってくれ、皆で支えた。麒麟獅子の思い出をよく語った。亡くなったあと、仲間からハガキが届いた。

「彼の力で麒麟獅子は因幡に甦《よみがえ》りました。彼の命のためにねんごろにして下さった皆さん、ありがとう」。

知らん字に出会う

「人生で、何が面白かったですか?」。この世を去る日もそう先ではないな、と自分で察しておられる人に尋ねる。人それぞれ、いろんな答えがある。「字です」と答える人があった。初めて出会う返答。改めて問い直した。「字って、字ですよね」「ええ、不思議なもんですな、字は」。ベッドサイドに立っていた奥さんが、「主人、碁と書道が趣味で、ほかはたいした道楽のない静かな人です」。その人は確かにあまりしゃべらない。「痛みは？　食欲は？　お通じは？　眠れましたか？」と問うても、「ええ」くらいしかしゃべらない。碁も書道も、無言であることが共通している。

部屋の壁に、「夏雲満郊甸」と墨で書いた筆字が貼ってあった。「この人が書いたんです」と奥さん。この人は「夏」という一文字をじっとみるのだろう。「雲」という字も。じっと見ると、どの字も不思議に見えてくる。最後の「甸」って何だろう。「句」は俳句の句だから知っている。「旬」も、タケノコや空豆や飛び魚の「旬」だから知っている。「甸」は見たことも聞いたこともない。

夜、自室にある中漢和辞典を開いてみた。辞典に字は、約六〇〇〇字もあった。「勹」という部で探した。「つつみがまえ」と呼ぶ。確かに「包」という字がある。「匂」もあった。医療の場では「におい」を「匂」と書くか、「臭」と書くか迷うことがある。簡単に言うといい香りを「匂」と書き、くさい場合を「臭」と書く、と知った。横道にそれた。「甸」、あった。「でん」と読む。田を包む広い土地、と読んでも、町はずれの土地、と読んでもいいようだった。あれは「夏雲郊甸に満つ」と読み、夏の雲が郊野《こうや》をぐるりと囲んでいるという意味。知らん字「甸」でないと表せない風景がある、と知った。その人は、書いた五文字に見守られ、六月、他界された。

頭を下げる

「下にい、下にい」の殿様行列の伝統だろうか、日本人はよく頭を下げる。それとも「起立！礼！」、という義務教育の伝統のせいだろうか。

私たちの仕事の一つは死への過程に敬意を覚え、支えること。亡くなって診療所の玄関から棺が出発する時、医療者は頭を深く下げる。看護師さんたちは霊柩車が見えなくなっても、深く下げたままでいる。でも医療者の一礼には作法の面がある。儀礼として、礼儀として深々、である。

山あいの患者さんの家は高台にある。下の県道から玄関の門柱が見える。車で上がる。町並みが見下ろせる。痛みを聞き食欲を聞き、便通と睡眠を聞く。雑談をして診察は終わる。「がんばって下さいね」と患者さんに声を掛け、「ご苦労さまです、頼みますね」と奥さんをねぎらう。難治の病気で手術はできない。命は限られている。

坂道を下りて県道に出て振り向くといつも、膝の悪い奥さんの姿が見える。高台の前庭をチンガトンチンガトンと歩いて門柱の横に立つ。そこで深々と頭を下げて、ぼくらを見送る。ジリジリと照りつく夏の日も、秋の台風の日も、雪積もる凍てつく冬の日も、春一番の日も。頭を深々と下げ、見送る。儀礼ではない。頭の下げ方、頭の位置、下げている時間、全てに想いがこもる。「なんとか治して、なんとか助けて、先生、看護婦さーん」。必死な気持ちが伝播する。家の中では雑談なのに、家の外では、言葉を越えた深い一礼。そのまま時が止まる。

先日の、六〇歳の男性の時もそうだった。黄疸《おうだん》が急速に進んだ。「苦しいのが長くなるとかわいそう。でも一日でも長く生きていて欲しい」と奥さん。車で失礼しようとすると、玄関先で奥さん、地につかんばかりに深く、頭を下げていた、長く。ぼくらはいつも、その深さと長さに問われ、心つき動かされる。

裏山のホタル

六月の最後の日曜日、ガソリンスタンドに寄る。一リットルあたりの値段が高くなっている。「消費税が上がったんでぇ」と店主。「梅雨はうっとうしいね」「湿度がこたえますよ」。雨が降ったら降ったと文句を言い、降らなきゃ降らないで、農家が困る、と文句を言う。ガソリンスタンドのありがたいところは、気象についての文句を共感し、受容してくれてるところだろう。冬の大雪の苦情も、夏の猛暑、熱帯夜の苦情も、ガソリンスタンドの兄さんたち、文句も言わず肯定的に聞いてくれる。ただし、次の客がガソリンを入れに来ると「はい、らっしゃーい」とそっちの方へ飛んで行くので、束の間の限定共感なんだけど。

その日の夜九時、裏山に登ってみた。明かりは全くない。闇の闇。毎年このころになるとこんな時間に登ってみる。グッー、ガサガサ、とイノシシに出くわすことはある。いた、闇夜に光るホタル。「ポー、ポー」、ゆっくりと光るホタルは源氏ボタル。源氏は家の前の川の上にも出現する。例年一〇匹くらいなのに、今年は二五匹くらいに増えていた。もしかしているかも、と思った。いた。「ポー」ではなくもっと短い点滅。「ポッポッポッ」と光る姫ボタルがいた。川辺や、草の中、道、高い木々の中で光る。

懐中電灯を消すと真暗闇になり、自然のイルミネーションのように光り輝く。もっと登ってみよう。そこには高い杉の木が林立していて、かつてはその下に冬いちごが群生していた。いちご道、と勝手に名付けていた。いた。高い木の方にも、谷の川の上にも、「ポッポッポッ」と短く点滅する姫ボタルが。今年は多い。まるでアニメのようだ。いや、イルミネーションもアニメも人工だ。人口減少の鳥取市内のついそこの裏山に、豊かな自然は、今も息づいてる、と感じた。

トマト

仕事するって難しい。どんな仕事も大変だ。技術がいる。すぐに身に付かない。緊張する。仕事もだけど、人間関係が大変。「仕事は何ですか？」と診察室で聞くことは多い。「無職です」「いや今じゃなく、昔は？」と聞き直す。「百姓でした」「漁師でした」「木こりです」「教員でした」。昔というのはおよそ三〇～五〇年前。皆さん、なんとなく遠慮しがちだが、背を少し伸ばし、誇りを持って答えられる。比べることはできないが、受診する若い人は、「飲食関係です」「ネット系です」「別に—」「今、ムショク」。誇りは、まだまだこれから、と思える。成熟社会の弱点だろう。いや、成熟社会じゃないのかも知れない。

三五歳のJさんも、仕事が見つからず、気持ちが落ち込んで受診したが、ハローワークの紹介で、農業従事者研修員として一年間働くことにした。やってみると、農業への道は厳しく、遠くに思えた。イネか葉物野菜か、果実か白ネギか、何を作る農夫になるのか。考えると不安が増し、気力がなくなった。

研修が終わり、四月から独立。農地代、ビニールハウス設置代、苗代、肥料代、人件費を金融機関から借金し、トマト栽培を開始した。「実がなるかどうか、考えると眠れん日あります」。

七月、午前の診察が済んで往診に出かけようとすると、駐車場にJさんが立っていた。黒い小箱を両手で抱えていた。「これ、食べてみて下さい」。フタをあけると、真赤なトマト二種類とちょっととんがった黄色のトマトがきれいに並んでいた。思わず、赤のトマトを一つ取り出し、そのままかぶりついた。うまい、酸っぱくて、深く甘い。見事な完熟トマトの味が口に広がった。「これはいい」と祝福の気持ちが自然と湧いて肩を叩いた。「ほ、ほんとうですか」と嬉しそうな顔の彼。

故郷を去る

一九四七年から一九五一年に生まれた人は一〇〇〇万人を越える。団塊世代と呼ばれる。そのころは、年間に二五〇万人の出生数。最近は一年間で約一〇〇万人。それぞれの時代に、それぞれの事情がある。人為を越えたものが出生数や人口の流れを作るようだ。ぼくも団塊世代の一人。

「ここで最後、送っていいですか?」と、県外から旅人が来た。六八歳の男性。「肺がんで骨と脳に転移して、抗がん剤治療は三クールして終了。最後の場所を探してるんです。ネットで見て、ここいいなと思ったんです」。旅人を迎える診療所でありたい、と以前から思っていた。その人も団塊付近の世代。奥さんは数年前に他界。息子と娘は、「好きなように生きてくれたらいいし」と言ってるという。

一ヵ月後、彼は再び診療所に来て入院となった。やせていた。「早く来たいと思ってたんですが、脳転移の治療のγ《ガンマ》-ナイフ受けたりして、遅くなりました」。入院すると開口一番、「鳥取の今ごろの海の旬は何ですか？」。厨房さんがさっそく用意した。白イカの刺身と飛び魚の子の煮物。「おいしい、抜群だ」。一週間後、娘と息子を招待し、「最後の晩餐」と気前よく、街の仕出し屋さんの高級弁当を注文した。「わがままな父です、よろしくお願いします」と言って二人は帰っていった。

病状は進む。歩きにくくなる、立てなくなる、排泄が不自由になる。病室に四〇年前の「シクラメンのかほり」のＣＤが流れ、男性は腹這いで一人寝ている。携帯電話も使えなくなり、着信メールに返信できず、枕元でランプだけが点滅する。「人生は○でしたか？」と尋ねるとニコッと笑って「△」と。「鳥取まで来たことは○でしたか？」と問うと、困った顔で「×じゃない。でも、故郷では死にたくなかった。人に死ぬのを知られたくも見られたくもなかった」と言った。

故郷に帰る

六〇代の女性。一〇年前からがんと共に生きてきた。ご主人と二人、東京で闘ってきた。病気は進行し、女性は帰郷を望んだ。ご主人は許諾した。梅雨のころ、「訪問看護って、願えますか？」とご主人から電話。

住まいは鳥取の市街地のマンション。町が眼下に見下ろせる。女性は両下肢に浮腫。胸水も腹水も溜って立つことも至難なのに「私、この町大好き、懐かしいの」と明るい。ご主人の介助でやっとのこと車椅子へ移動。

訪問看護と訪問介護が始まった。女性の体は動かなくなったが、言葉は淀まず出た。ご主人は妻のため小まめに動く。時に、姫と下僕と映ることもあった。看護と介護に支えられ、二人の日々は満たされた。だが、ひと月が経つと波が来た。波は次々と来た。

一つは著しい浮腫。軀幹《くかん》に広がった。寝返りどころか、立て膝さえ困難となった。アルブミン製剤と多めの利尿剤でしのげた。「入院は？」と尋ねると二人とも「NO」。「私の父も家で逝きました」「ぼくたち、東京のマンション売って、ここを買いました。ここがいいんです」。

次の波は失禁だった。ベッドの横のポータブルトイレに移そうとしたが、間に合わなかった。あちこちが汚れた。二人は途方にくれた。家に居続けることに自信を失い、不安を覚えた。看護師が上手なオムツ交換秘技を伝授した。ご主人、できた。二人に笑顔が戻った。「家で、やれるよね」。

次の波は、努力呼吸に軽いけいれん。ご主人の顔に再び不安がよぎった。診療所に入院した。ご主人、ほっとした顔になった。その二日後、女性は伴走者に看取られた。

「これでいいんです。家内は、東京じゃなく故郷に帰りたかった。家でも診療所でも、鳥取ならどちらでもよかったんです」、と目をうるませた。ぼくらとは、五〇日間の関わり。

むかごご飯

この夏は雨が多かった。台風もたくさんやってきたし、大きな土砂崩れも生じ、たくさんの犠牲者がでた。いつもなら秘密の浦富《うらどめ》の海で、カラスも驚く、超短めの行水をして夏を乗り越えていたのに、それも叶わなかった。

夏の日の往診は、スポーツドリンクを冷凍庫で氷らせたのが配給になる。肩まで暑さで包まれる夏は、午前中の往診でスポーツドリンクは飲み干されるのに、今年は午後になってもなくならなかった。家々にも湿気が感じられた。夏はどこかで消えた。

築五〇年の木造アパートに暮らす九〇歳のトムじいさんの部屋も湿っぽかった。夜、這って、あらぬところであらぬことをしたりするので、寝たきりとは呼べないが、ほぼ寝たきり。聞こえてるのか聞えないのか、答えはいつもとんちんかん。時々はっきり、「いたい」「やだやだ」が出る。たまに「ありがと」も出て、びっくりすることもある。

その日は夏の終わりの珍しい晴れの日の午後。トムさんの体はＯＫ、気になったのは敷布団が湿っぽいことだった。同行の看護師が上手にトムさんを横にし、ぼくが布団を引き抜いた。「ごくろうさん」とトムさん。分かってるんだ。アパートの前の、コンクリートのブロック塀に「よっこらしょっ」と重い敷布団を引っかけた。日射しを待つ夏も珍しい。振り返ると、反対側の水色のフェンスにくるくると蔓《つる》が巻いてるのが目に止まった。よく見ると、むかごの実がくっついている。大小不同、いくつも。見事な実、豊作だ。布団が干し上がったころ、布団をしまいに看護師さんがもう一度訪問することになった。むかごの収穫も同時に、と依頼した。

翌日の昼食、診療所の食卓にむかごのあったかご飯があった。なんとも言えずいい味。「おいしー」と職員。夏の終わりの布団干しの、駄賃。

障害を救う劇

久しぶりに劇を見た。とっても小さな劇場。客席は五〇席くらい。やってきたのは、バリアを取っ払うという意味を名にしたTBTBというニューヨークの劇団。

役者さんたちは初めての日本。体に障害がある。視覚障害や下肢の病気による歩行障害や、中には腫瘍で片脚切断した人も。それに健常者も。言葉は英語。六本の短篇の劇。後ろの黒幕に、日本語訳が写し出される。字幕も劇も、見ないといけないので忙しい。でも、とっても面白かった。

何が面白かったのだろう。空間そのものだろう。日常空間と違う異空間。旅もだけど、私たちは異空間に憧れる。公の場では言ってはならないこと、学校でも家でも職場でも言ってはならない言葉、ってある。劇は違う。きれいごとでない言葉や仕草を人の心にズシンと届ける。「障害者を差別せず、良い社会を作りましょう」などと言って済ませるわけにはいかない。

スーパーのレジ係のAさんは目が見えない。でも他の職員よりお客さんの識別力が高い。言葉掛けも明るく、商品をビニール袋に収納するスピードも速く、評判がいい。これだとまた「今月の最優秀職員」に選ばれる、と人事部のBさんが頭を抱える。Aさんに命じる。「もっと無愛想にしろ、見えてるんじゃないのか？　評判悪くなれ」。このパロディにお客は笑う。笑いながら、障害や差別を考える。

劇が終わって、ぼくは片脚の女優に尋ねてみた。「切断された時のショックはどうやって乗り越えられましたか？」。神が手を差し延べた、と答えられるかと思った。違った。「演劇です。私はプロフェッショナルな役者を、片足となっても目指した。私を引っ張り救ってくれたのは、演劇です」。障害という現象が融解していくのを、ライブで、もう一つの劇のように見させてもらっているようだった。

一世紀を生きた女性

二〇一四年一〇月、女性は九八歳、「わが家」で他界。少女のような顔と体で老衰。庭に栗の木の実が落ちる。医大に献体。二〇一〇年、女性は九四歳。ダウン症の息子を診療所で看取った。息子さん、よく生きた。彼が産まれたのは一九五四年、女性は三九歳。体重は一〇〇〇グラム。女性はわが子とよく歩いた。路地や大通り、森の道、海辺の道。息子はいじめを受けた。遠くの講演会場まで息子と歩き、障害児を光に、と訴えた。

一九九八年、女性は七二歳。再婚のご主人亡くなる。元小児科医。「この子故今日も生きており、明日もまた、その明日もまた」とご主人は紙片に記した。ダウン症の子を愛し合った相棒。木造の平屋が、あの「わが家」。女性はその後砂漠緑化運動に共鳴し、中国、モンゴル、アラブへ、植林の旅をわが子と共に。

さかのぼる。一九四六年、女性は三一歳。最初の結婚相手は、中国の戦地へ召集。子どもが二人生まれたが共に亡くなる。男の子は疫痢《えきり》で死亡。

戦地から遺品が届く。小包の中には黄ばんだ印鑑とよれよれの革財布。女性は「御遺品です　言葉少なく渡された小さな包みひとつ／(略)ああ、あなたの血はみえない／血がみたい　せめて戦死ならこの眼で／狂った私の心よ(略)」と詩を綴る。

さらにさかのぼって一九三八年、女性は二四歳、結婚。夫に赤紙が来て、鳥取四〇連隊に入隊。二度目の召集で夫は中国の奥地へ。

一九三二年、女性は一七歳。日本は不況でどん底の貧困社会。鳥取八頭《やず》女学校を卒業し、神戸三宮のそごう百貨店出納部に就職し見合いする。

一九一五年、女性は鳥取の用瀬《もちがせ》で生まれる。沖田美恵子さん。

約一世紀を生きた、地元の老いた少女から学ばねばならぬ日本の歴史、叡知、共生感、あまたある。

朝の顔拭きタオル

一〇月下旬の土曜日の真夜中、枕元の携帯電話が鳴った。海辺の肺がんの九二歳の男性の息が止まったようです、と当直ナース。飛び起きて、スピード出して、点滅信号を渡っていった。「寝息せんなあ思って、手触ったら、冷とうて」と温厚な奥さん。患者さん、飄飄《ひょうひょう》として家の人にも人気だった。静かな往生。空には、夏の三角形が西、オリオン座が東。季節が大きく変わっていく。エンゼルケアに出掛けるナースとバトンタッチ。その間、病棟にてお留守番。

さっそく「ピンポーン」と一七号室。「のどが渇いて、お茶を下さい、あっ先生ですか」と直腸がんの八〇歳の女性。六時前、死亡診断書を書いたり、紹介して下さった先生に報告文を書いたりしていると、朝の光がキラキラとラウンジに射してきた。

入院患者さんの朝の顔拭きタオルを配る時間だ。電子レンジで八本の濡れたタオルを熱くする。発砲スチロールのケースに入れ、配り始める。七時前。「おはようございます、熱々タオルです」と言って、顔をそっと拭く。七号室の神経難病の女性は「センセ、アリガト、アリガト」と言って笑った。手も指も拭く。

トントン。一三号室の七〇歳の女性は、入院してスタートしたモルヒネの持続皮下注射が奏功し眉間のシワが消えた。「あーあ、あったかー、あったかー」。

一一号室の七三歳の光次郎さんは、受け取るや否や顔と目尻、口元、耳、指、と自分で全部拭き、「これで今日が始まる」とニカッと笑う。がんは進行してるのに、精神は崩れない。一八号室のお寺の元坊守《ぼうもり》さんは、衰弱気味で手の力弱く、自分では拭けない。「気持ちいいー、ああもったいない、気持ちいいー」と手を合わせられた。医者なのに、こんなに皆に感謝されたことはない。看護師さんっていい仕事させてもらってるんだ、と思った。

ラジオで返事

細谷亮太さんとの「いのちフォーラム」を毎年どこかで開いている。今年は一〇月に大阪、題は「死に温かみ届けよう」だった。申し込みもそこそこ入り、順調に事は進んでいたが、困ったことが一つあった。ゲストの、作家の高橋源一郎さんとその後、全く連絡が取れない。「行くよ」という最終返事がない。どうしよう、とスタッフと悩んだ。どんなフォーラムにするのか以前の大問題。細谷さんは呑気《のんき》、「穴は二人で埋めましょう」。

一つだけチャンスがある、と思った。朝のNHKラジオ番組「すっぴん」の毎週金曜日のパーソナリティーとして、高橋さんは出ている。担当の藤井彩子アナウンサー宛てに手紙を出し、「覚えてますかね高橋さん、大阪のこと」と言ってもらおう、という手に出た。会は土曜日、前日の金曜日、スタッフはラジオの前にかじりついた。藤井アナ、言ってくれた。「ええ、明日行くんです、大阪」ってゲストはラジオで返事。来てくれるんだなあ。

当日、高橋さんはやってきた。話し始めた。高橋さんの家族もいろんな確執があって、お父さんが亡くなる時、その場に居合わせることをスルーしたそうだ。丁度仕事が入って間に合わず救われた、と。お母さんの時は逆に間に合ってしまって、ナースに「聴力は最後まで残っているそうです。何か言葉を」と促され、心にもなく「ありがとう、お母さん」とか言ったらしい。「あれがぼくの人生の中で、一番の汚点でした」と会場を笑わせた。年月が経ち、父、母への温かい気持ち、自然と持てるようになったそうだ。

打ち上げで、高橋さんも細谷さんもよくしゃべった。子どもホスピスで教えられたことも。「また、お父さんの子どもに生まれてきてあげるから」と、逆に親を励ます子どもの温かみも。いい会になってよかった。

里芋と蒟蒻芋

農業をする人は偉いと思う。自然を相手の労働は尊い。

長野の佐久総合病院は、このごろ秋の収穫祭を開催する。多くの種類の野菜が大量に運びこまれ、患者さん、家族、一般の町民に飛ぶように売れていく。病院のスローガンは「農民とともに」。そんな大きなことはできないけれど、ぼくたちの診療所でも、季節ごとの「市《いち》」を開く。今回も、何人かの農婦の人が協力してくれる。

恵子さんは七八歳。ご主人を家で看取った。膝が変形して痛むのに、畑に通う。畑は家から一〇〇メートル離れたところなのに、弁当を持って行く。掘立《ほったて》小屋で食べる。市で出す芋煮のための里芋の相談に、と思って畑に行った。農作業服で全身をすっぽりと覆った恵子さんがいた。「里芋もらいにきた～」と叫ぶと、「待っとったよ～」と答える。すぐスコップで掘ってくれた。親芋にくっついて、子芋がズラズラッと出てきた。あっという間に芋煮用の分量は収穫できた。ここの里芋はほんとにおいしい。他に収穫間近の大根と、白菜の畝《うね》もあった。「あれはイチゴ。それは空豆」。そうかあ、実るころと苗が育つころとは、二つ季節がちがうんだあ。

光代さんは七七歳。昔、山の村の農婦。今は町に下り、寝たきりのご主人を看病しながら、畑を耕す。お願いしてたのは「蒟蒻《こんにゃく》」。里芋と同じように種芋を植え、季節を二つ待つと、五センチ大の親芋に育ち、子芋ができる。五年もすると二〇センチ大。それを切り、茹で、ミキサーにかけ、バットに移し、ソーダ灰を混ぜ、よーくもむ。そして一時間。弾力のある蒟蒻ができあがる。「ミキサーが故障して、息子が電気屋に走ってくれて」と、笑う。いやあ、皆に苦労かけてるなあ。手作り蒟蒻はほんとにおいしい。常連農婦の作品の中、今回はこの二人が新入りだ。よい「秋市」になりますように。

足湯隊

人間ってわけが分からない。体のことも心のことも、分からない。生まれてくる赤ちゃんも死を迎えていく人も、どんな仕組みで、どんないきさつで、と考えると分からない。人は、泣き、笑い、悲しみ、落ち込む。わけは分からんでも、感情はその時々に現れる。洗う、触る、拭く、さする、励ます、そばにいる。ケアと呼ばれる行為たち。その行為を受けた人は、不思議なことに、ほっとした顔になる。つい、そうなってくる。

「もう逝かせてもらったらいいです」と五五歳の男性、毅然と。硬く、辛い表情。一年半の抗がん剤療法の劇的な効果で、ここまでは生き延びた。今は全身への転移。息苦しく、横になれない。妻も母も娘もこわばった表情。男性も家族も怒りをどこかへぶつけたい。「覚悟はできてます。鎮静始めて下さい」、と男性。決意されてる。でも決意も、あればいいというものではない。決意が苦しいことだってある。〈鎮静〉ってなぜ知ってるのだろう。「ネットで調べました」。いまネットは、全ての領域を制している。

痛みと息苦しさにモルヒネの持続皮下注射。不眠に、少し強い睡眠薬を渡した。眠れ、痛みも減り、表情がやわらいだ。家族の表情も。看護師は、車の後ろにいつも載せている、両足が入る楕円形の桶を持って患者宅を訪ねた。お風呂場であったかい湯を桶に汲み、患者さんの足元に運び、足をつけ、石けんで洗った。「キモチイイ」と彼の顔がやわらぐ。妻の顔も。足を拭く。訪問看護師が言う。「奥さん、お湯を捨て、桶を一生懸命きれいに洗って下さいました。その姿を見て、じんと伝わってくるものがありました」。足湯《あしゆ》隊と呼ぶのがいいかも知れない。町や村で多くの訪問看護師がやっている。桶が、桶の湯が時に〈鎮静剤〉を上回り、より穏やかな顔を届けるということは、わけが分かる気がする。

あったかお汁

晩秋の夕暮れの回診。「ああ、先生か?」と老女。「悲しい、もうすぐ死ぬだろうぅ」と手を握る。ぼくは握り返す。「寂しいで、死ぬのは」と続く。「生きとりたいなあみんなと」。近々挙式する、孫娘の結婚式への出席は無理と分かり、孫娘は診療所に来て、キュートなウェディングドレスを着て、病室で花嫁姿を老女に見せてくれた。一瞬というか、二瞬、三瞬戸惑った老女は、「ああ、みっちゃんかあ、きれいだよ」と呟《つぶや》いた。

その日から三週間が経ち、県外在住の息子が小まめに会いに来てはくれたが、病室にぽつんと一人、の時間が多くなった。

「死んじゃったら何ものうなる、おしまいだ」と、握った手に力が入る。「痛みは、今ない」とも言う。がんの痛みが薬でやわらいでいる。「痛まんのはありがたい、でも死ぬだろう？　切ないなあ」。胸水も溜っている。酸素吸入が必要なのに、経鼻カニューレはいつもはずれて枕元。「死ぬなんて、情けないなあ」。

老女は難聴。「死ぬような気がするの？」と聞くと、「えっ？」と聞き返す。大きな声で聞き返すと「ええっ？」と大きく返ってきてエンドレス。声が廊下に漏れる。やめとこと思った時、「なんぞうまいもん食いたいなあ」と老女。誤嚥もあって、一時絶食中なのだ。「うな丼？　ちらし寿司？」と聞くと、首を横に振る。「うまいもん、なんでもええ」。夕方の七時前だ。

厨房に走って下りた。「なんぞうまいもんない？」夕食の下膳も済んで、厨房はきれいに片付いていた。「みそ汁なら」と若い調理人さん。さっそく、湯に味噌に出汁に刻みネギに。あったかいお汁ができた。スプーンで口元に運んだ。ぱっくりと口があく。「おいしい。おいしいわ」と老女。ネギを上手にペッと出し、お汁だけごっくん、ごっくん。「おいしいわー」。

村のおなご

一二月に入った。入ってすぐ、寒波がやってきた。鳥取の雪はごあいさつ程度で、スノータイヤに換えずに済ませ、やれやれ。でも、もう、二十四節気でいう大雪《たいせつ》だ。雪が降っても文句は言えない。一二月、一月、二月、この三ヵ月をどう乗り越えるか。山陰人には試練の季節。

冬、二メートル雪降る山のおなごのリセばあさんのことを思い出した。扇ノ山の麓の村で暮らしていた。田で米を作り、畑でイモや豆、野菜を作ってた。春のワラビ、ゼンマイ、ミズブキ、スズコ、秋のシメジ、シイタケ、ナメタケ、ヒラタケは塩漬けにして保存した。牛も飼っていた。

炭焼きもしていた。背に炭を二俵背負い、トボトボと山道を下りた。疲れると道端に腰を下ろした。山水を両手にすくって飲んだ。「あんたー、山の水飲んでみんさい、疲れは吹っ飛ぶわー」。五キロ離れた下の町で炭を降ろし、売り、トボトボと山道を登る。疲れると道端に寝ころぶ。寝ころんで空を見上げる。「あんたー、寝て空や雲見てみんさい、大抵の病気、治るでー」。

リセさんの連れ合いが、がんの末期で入院した。お互い全部を承知。冬だった。窓の外は雪。リセさんは言った。「山は大雪だ。こりゃあ、ウサギが出るぞー、鍋にしたら、うまいぞー、体があったまるぞー」。連れ合いは亡くなり、病室を出て行く時、詰所の看護師にあいさつした。「わしゃ、村のおなごが一番えらい(しんどい)めしとる思っとりました。看護ちゅうのが、こんなえらい仕事って、知りませせなんだー。皆さんにもようしてあげてつかんせぇー」。頭を下げた。リセばあさん、偉い、と思った。そのリセさんが、このころに放った言葉を思い出す。

「さあ、パッパラ風が吹いてきたぞー、じきに白いもんが降ってくるぞー」。

こげ茶の首巻き

夏はちっとも夏らしくなかったのに、冬はやる気満々のようだ。冬の寒さにどう身構えるか、そんな大袈裟な、と思われそうだが、これって大事。ぼくは子どものころ、よく扁桃腺を腫らして熱を出した。思い当たることがある。寒気に首をさらしていた、寒気を口から吸い込んでいた。

どちらかと言うと、女性軍は寒さへの対応には俊敏だ。帽子にショールに手袋、スカーフに首巻き耳当てにマスク、靴下に、ヒートテックの下着にレッグウォーマー、腰にそっと懐炉《かいろ》。その点、昔の男性軍はぼさーと無防備。手に軍手、首にタオル、手にワンカップで焚き火が似合っている。でも男性軍も寒さを軽く見てはいけない。もう若くはないのだ。かぜは万病のもとでもあるが、逆に、過労、睡眠不足、ストレス過多など、目に見えぬ万病はかぜのもと。

土建業で成功して、その後不況のあおりを受けて倒産した七五歳の善一さんは、一人でアパートに住む。会社の裏表、お金の裏表、政治の裏表も人の裏表もみーんな見てきた、と言う。飯場《はんば》で飯を炊いてくれる人の小さな仕草で、人柄って分かると言い、「俺、高校生のころ、哲学に興味あったんじゃ」と少年のように目を輝かせて笑う。重い病気を抱えているのに、人間の底力がある。

日曜日の朝、訪問すると「夕べ、寒うて寝れなんだ」と心細そうな顔。暖房はしてあるが、木造で外気が入る。電気毛布に羽根布団が掛けてはあるが、首は無防備、首すじが露出している。「待っとって」と、ちょっと時間があったぼくは近くのホームセンターに走った。首巻きのぶら下がりコーナーに、似合いそうなこげ茶の水玉模様があった。値も手ごろ。

「すまんなあ、すまんなあ」と善一さん。戦前の男にも、この冬は首巻きがいる。眠れますように。

スノータイヤに換えるころ

自転車は好き。車はそんなに、だった。理由はいろいろ。でも車なしでは一日が成り立たぬ。郊外のスーパーやホームセンターに行けないからというより、往診に行けない。夜中、海辺や山奥の患者さん宅から呼ばれて、自転車でというわけにはいかない。そんな時、昔なら馬だったろうか。峠を越えて往診に行ったと、那須の見川鯛山《みかわたいざん》先生(故人)から聞いたことを思い出す。「カーンと森が鳴った」という一行が『また本日も休診』(集英社文庫)という名著の中にあった。車の往診だと、何も聞こえない。

車の便利さはいろいろ。すぐに行ける、いろんな点滴もいろんな道具も積める。不便なのは、タイヤ交換だろうか。鳥取だとスノータイヤなしに冬は越せない。ガソリンスタンドのお兄さんは、「往診のことを考えて早めにタイヤ交換しましょう」とすすめる。頼めば早いし、安全。でも有料。だから自分でする。自分ですると、無料。スノータイヤの利点はいくつもあるが欠点は、ガソリンの減り方が早いことか。だからなるべくノーマルタイヤのままで走ろうとする。ぼくはどこまでもアブノーマルなのだ。

できることなら大晦日あたりまでタイヤ交換せんとこ、と思っていたのに、一四日の衆議院選挙の日に雪が降り、やむをえずのタイヤ交換になった。毎年、雪の降る中での作業。毎年、早くしとけばよかったと後悔する。前に乗っていた車は一二年で一二万キロ走った。日本の車はよく走る(日本車しか乗ったことない)。今の車はハイブリッドでよく走り、燃費がいい。気に入ってる。ガソリンスタンドのお兄さん、気に入らない。

ようやく四つのタイヤの交換ができた。やれやれ、と腰を叩く。これはぼくの健康診断のようなもの。合格、と思ったら雪はやみ、日が射してきた。

一音一文字カルタ(上)

五十音図を見ながら、一音一文字のカルタを作った。でも歯抜け。

「あ」は飛ばし最初に「胃」、なんと言っても人は食に支えられ、食べ物はまず胃でひとやすみ。「笑」、笑顔の笑。生きていると笑ってばかりはおられない。暗い心に笑みが戻らんことを。「尾」、イヌにはあるが人にはない。ないかと思って己が尻に触ってみる、ない。ない尾は振れない。「蚊」、どこにでもいる。公園で遊びさえする。お前もか、デング熱のしま蚊。「木」はいい。日本人も菩提樹の木の下で昼寝しよう。

「苦」、誰もが避けたいのに襲いかかる七難八苦。逃れようと四苦八苦する。「気」、「き」を「木」に譲ったので「け」に投入。気配のけ。脚気《かっけ》のけ、ちと古いか。「子」、子どもはいつの時代も宝物。にもかかわらず、虐待報道や世界の少年兵のニュースを聞くたび、心痛み、怒り抑えられず。「差」、あってよい差、あってはならぬ差別の差。格差、差別は人類の大きな宿題。

「死」、これもあってよい死、あってはならぬ死、がある。「死が生む命」、「死が照らす命」と記して、死を肯定的に捉えてみる。「酢」、酢は健康のもと、と思う。すだちの酢、好き。「背」、人の表情は背に現れる、老いや悲しみ特に。「素」は元素の素。見えない大切な素。いのちの素はなんだろう。「他」は自分でないもの。世界は他だらけ。利己主義より利他主義を。言うは易し、行うは多難。

「血」、これなしには生きられぬ。失血する病気に輸血は救い主。なのに、血で血を洗う愚かさを人類は越えられぬ。「手」、こんなに大切な日常を支える体の部分はない。足、口、声、心も大切だが一音でない。手でさする、手当て、掌《てのひら》。そう、手をつなぐもある。幼稚園で習ったのに、大人は日々忘れる。「吐」、食べ吐きの「吐」。胃に入れ吐く。現代社会の試練の病。(続く)

一音一文字カルタ(下)

カルタの続き。「な」は「名」かなあ。トメばあさん、ミツじいさん、と親しく名を呼ぶ。トメ様、ミツ様だと、なんかよそよそしい。みんなに固有の名詞がある。「根」、病気の根。細菌やウイルスが原因なら抗生剤や抗ウイルス剤で根に向かえる。がんにも抗がん剤が開発中。心の病気の根には、薬だけでは向かえない。

「歯」、これは一音一文字カルタとして分かりよく、歯切れもいい。歯のケア、口腔のケアは思いのほか、臨床では重要。先輩医師の言葉を思い出す。「死が近づくとねえ、歯医者に行きたくなるよ」。笑ってる場合じゃないが、ここは思いっきり笑っておこう。「ハハハハッ」。笑った勢いで「屁」。恥ずかしい言葉と思わないで、出ないと腸閉塞、命に関わる。腸閉塞の患者さん、治療の甲斐ありプーと屁が出た。看護師さん、「おめでとうございます」、患者さん、「ありがとうございます」。おならの自由は、在宅ならふんだんにある。

「歩」。歩くなんて屁のかっぱ、なんて思わないで。寝たきりになると、誰もが歩く自分を夢見る。三歩でも、いや一歩でも歩いてみたい。いや半歩でも。「無」、になる。普段、全ての事はあり、あり続けると思う。でも無は、いつでもどこからでもやってくる。財布も、命も。財布はそうだが、命は果たして無になるかどうか。「目」。目が見せてくれる世界、感謝したい。体の限界を迎えた患者さんを見て看護師が言う。「目力《めぢから》はありますよ、まだ大丈夫」。それも大切な視診。

「湯」。これはありがたい日常の贈り物。足湯でもお風呂でも「気持ちいいー」、とみんなが声を漏らす。生きてるっていいなあ。「輪」、これ、すごく大事。人は一人。それもほんと。人は一人で亡くなっていく。でも周りに、小さな輪でいい、輪があるとあったかい。

ザ・あったか景品ズ

一月はいぬる、とはよく言ったもの。どの月もどの日も同じスピードで去っていくはずなのに、一月はなんとなく早い。古今東西、同じように感じてきたのだろうか。来年のことを言うと鬼が笑う、と言うが、去年のことを言っておこうと思う。福に笑われるか。

去年の忘年会のこと。景品調達の役になった。予算はいくばくかあり、少しは張り込めるのだが、生来吝嗇家《りんしょくか》(分かりやすく言うとケチ)なので、できれば安売り店で買いたい。郊外のホームセンターに往診帰りに立ち寄った。わあー、何でも揃ってる〜、品揃えも豊富だな〜、あの有名な日本酒、こんな値段で売ってる〜。あっ、あったかそうな毛布みたいなの見つけた。セールになっていて二〇%割引き。割引きには弱い。これをゲット。どの通りに何があるか、行ったり来たり。あった、お湯が超すぐ湧くポット。そんなに急いでどこへ行く、とも思うし、もっとスローに生きたいと思うのに。時間を得したと錯覚するためのせっかち台所用品、一つ買った。これを三等にし、さっきの四等にしよ。二等はとキョロキョロしてると、二段式のトースターがあった。グラタンも焼ける。また形がシック。これも二〇%割引き。元々割引き分を上乗せしてる、と疑ったが、やっぱり買った。

さあー一等だ。何にしよう。ちょっとサプライズ、ないかなあ。見つけた、ストーブ。山陰の冬には欠かせない暖房器具。思ったより、ぐーんとリーズナブル。きれいな高級感の漂う包装紙に包んでもらった。行ったり来たりしてると、「買ってよ」という声が棚からした。湯たんぽ君、中サイズと小サイズ。格安の×〇〇円と△〇〇円。これがあるとあったかいぞ、と三つ買って、これが五等。これで揃った。

福、笑う笑うの〈ザ・あったか景品ズ〉が、忘年会場の片隅に並んだ。

鳥の来る庭

総合病院の外科医から電話が入る。がんの手術を受けて三年が経ち、腹水が溜ってきた八〇歳の男性を紹介したい、と。家での療養を希望しておられるのだそうだ。その日の午後、息子さんと奥さんが見えた。患者さんは、世界中の人権侵害に抗議する団体、アムネスティの活動をいっしょにしたことのある人とのこと。

「家がいい、と主人決めてます」と奥さん。帰って主治医と相談され、さっそく翌日の昼過ぎの退院が決まった。介護用ベッドを手配した。

翌日の午後、往診した。初めての家。「市中の山居《やまい》」という小さな看板が目に止まった。前庭に木々が植えてある。戸を引くと、左側に寺子屋のような空間がある。落ち着いた変わった空間。他者を含むわが家って面白い。奥の部屋のベッドの上に患者さんはいた。そうだ、この顔だ。よおく知っている人だ。一五年振りに会った。手を取り合った。「この家、この部屋で、嬉しいです、よろしく頼みます」。握り合った手に力が入った。中庭に冬の日が射した。

「ここに鳥が来るんです。主人、それが見たくって」。もみ米をまくとスズメが、リンゴを切って枝に刺すとヒヨドリがやってくるんだそうだ。おなかを見た。腹水穿刺《せんし》用のチューブが留置してあった。これは助かると思った時、「あっ、来ました」。スズメが五羽、中庭にやってきた、退院を祝福するかのように。鳥の足を休める細い棒が渡してあった。「日曜大工で、この人あれもこれも自分で作ったんです」と奥さん。「昔は皆が若く死にました。私、八〇です。もう、むだ生きです。悔いはない」。涙が浮かぶ。「いろんな人に出会えたのがよかった。先生や看護師さんに来てもらって、何か、ほっとした気持ちになります」。涙が落ちる。力にならねば、という気持ちが自然に湧いて、もう一度手を取り合った。

徳永 進
1948年生まれ．内科医．京都大学医学部卒業．鳥取赤十字病院内科部長を経て，2001年鳥取市内にホスピスケアを行う有床診療所「野の花診療所」を開設．1992年地域医療への貢献を認められ第1回若月賞を受賞．著書に『死の中の笑み』(講談社ノンフィクション賞受賞)『隔離』『臨床に吹く風』『カルテの向こうに』『死の文化を豊かに』『野の花診療所の一日』『老いるもよし』『野の花ホスピスだより』『死ぬのは，こわい？』『在宅ホスピスノート』，『ケアの宛先』『詩と死をむすぶもの』(ともに共著)など多数．

野の花あったか話

2015年6月17日　第1刷発行

著　者　徳《とく》永《なが》 進《すすむ》

発行者　岡本 厚

発行所　株式会社 岩波書店
〒101-8002 東京都千代田区一ツ橋2-5-5
電話案内 03-5210-4000
http://www.iwanami.co.jp/

印刷・精興社　製本・三水舎

ISBN 978-4-00-001823-4　Printed in Japan